INTERVALLFASTEN FÜR ANFÄNGER

Wie Sie durch intermittierendes Fasten Ihren Stoffwechsel anregen & effektiv abnehmen. Gezielt Fett verbrennen am Bauch + Gesundheit verbessern mit der 16:8 & 5:2 Diät!

Herzlichen Dank für den Kauf des Buches. Wir wünschen Ihnen gemütliche Stunden wie auch Spaß beim Lesen.

Wir möchten Sie bitten, eine ehrliche und aufrichtige Meinung abzugeben. Das hilft ungemein weiter und lässt uns nachfolgende Projekte besser gestalten.

Bücher sind nach wie vor ein Mehrwert und durch nichts in unserer heutigen Zeit und unserer Gesellschaft zu ersetzen.

Zu verdanken haben wir diesen Fortschritt und das gedruckte Buch an sich Johannes Gutenberg, der im Jahr 1452 damit begann, ein Buch zu drucken und gesagte Worte und Ideen auf Papier brachte. Aber auch schon in der Antike reiften die ersten Bücher von Hand geschrieben. Seit dem 3. Jahrtausend v. Chr. im antiken Ägypten wurde Papyrus (Zypressengras) als Beschreibstoff hergestellt. Die Geschichte der Menschheit in verewigter Form entstand.

Wir freuen uns, Ihnen das Thema Intervallfasten auf unsere Art und Weise vorzustellen und sagen ein recht herzliches Dankeschön für Ihr entgegengebrachtes Interesse und Vertrauen.

Über die Autoren

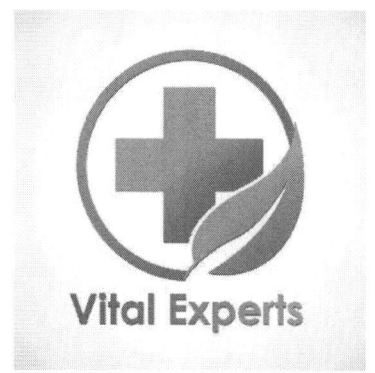

Wir sind ein Team aus 4 Ernährungsberatern und haben im Jahr 2015 das Unternehmen Vital Experts gegründet. Wir alle haben den gleichen beruflichen Werdegang. Vom Profisport im Bereich Fitness und Krafttraining bis hin zu gelernten Ernährungs- und Gesundheitsberatern sowie Homöopathen. Wir arbeiten schon seit vielen Jahren zusammen in einem Team und helfen Menschen bei ihren Problemen. Egal ob es um Gesundheit, Heilung, Sport, Abnehmen oder allgemein um die Ernährung geht, wir helfen gerne weiter. Um auch andere daran teilhaben zu lassen, bieten wir eine Auswahl an Sachbüchern im Bereich Gesundheit und Selbstheilung an. Egal ob Sie sich gerade erstmalig mit diesen Themen auseinandersetzen oder bereits zu den Fortgeschrittenen zählen, diese Bücher zeigen umfangreiche, detaillierte und sofort einsetzbare wissenschaftlich fundierte Tipps und Tricks von Experten, damit auch Sie in kürzester Zeit an Ihre Ziele gelangen!

Möchten Sie mehr über uns und unsere weiteren Bücher erfahren? Dann besuchen Sie uns gerne auf unserer Autorenseite unter: **Vital Experts** bei Amazon.

.

INHALT

Das erwartet Sie in diesem Buch

Sie wollen gesünder leben und sich durch Ernährung wohler fühlen? Sie wollen sogar Gewicht verlieren und das längerfristig, doch Diäten sind Ihnen zu ungesund, zu streng, zu mühselig und diese halten Sie nicht gut durch?

Gerade in den beginnenden Sommertagen wünschen sich viele Personen, vor allem Frauen, einen schlanken Körper für den Strand und die leichte Kleidung an warmen Sommertagen, weil dies ihnen durch die Werbung und bestimmte Schönheitsideale vermittelt wird. Doch auch an Wintertagen möchten sich die meisten Menschen schlank und auch wohlfühlen. Oft jedoch sind Diäten gekoppelt mit ungesunden Mitteln, ungesundem Verzicht oder Verboten. Gibt es nicht einen angenehmeren und besseren Weg zur Gewichtsreduktion, der mit einer Verbesserung der Gesundheit gekoppelt ist? Und das Wichtigste ist, es sollte auch noch funktionieren.

Dies alles zumindest suggeriert das Intervallfasten.

Seit einiger Zeit taucht im Zusammenhang mit gesunder Ernährung und dem Wunsch nach dem Abnehmen der Begriff des Intervallfastens immer wieder auf. Der Mediziner und Komiker Eckart von Hirschhausen probierte es aus und nahm 10 Kilo ab. Seinen Erfolg machte er in den Medien, hier voran „Der Stern", publik. Das bedeutete noch mehr öffentliche Wahrnehmung für das Intervallfasten.

Doch was ist Intervallfasten oder Intermittierendes Fasten überhaupt? Und wie wirkt es eigentlich auf den Körper? Ist es denn wirklich so positiv, wie alle behaupten?

Diäten, besonders Extremdiäten, gelten als ungesund und geben nur einen kurzfristigen Erfolg. Der gefürchtete Jo-Jo-Effekt setzt immer wieder ein, egal was man auch probiert. Oft liegt das an den strengen Verboten während einer Diät. Daher suchen viele Menschen, die gesund leben wollen, nach einer Alternative, nach einem Lebensstil und Essenstrend, der längerfristig anhält und sich auch noch gesund auf den

Körper auswirkt. Gerade in Zeiten der Selbstoptimierung und Achtsamkeit kann hier das Intervallfasten punkten und überzeugen.

Dieses Buch erläutert zunächst, was Fasten und genauer das Intervallfasten überhaupt bedeutet. Es wird erklärt, was das alles ist und wie es auf unseren Körper wirkt. Im Weiteren konzentriert sich der Inhalt dann auf die beiden wichtigsten und bekanntesten Methoden des Intervallfastens und was sie bei genauerer Betrachtung bewirken können. Zudem geht das Buch auf Tipps und Hindernisse ein. Zum Schluss wird dann noch das Intervallfasten aus einer wissenschaftlichen Perspektive betrachtet. Das Fazit greift im Anschluss daran alle wichtigen Punkte und Schlüsse noch einmal zusammenfassend auf. Rezeptideen, Vorschläge für die Planungen und Beispielübungen für ein Sporttraining runden das Ganze ab.

Das Intermittierende Fasten, auch Intervallfasten genannt

D as Intervallfasten ist in unserer Gesellschaft berühmt geworden. Es ist ein richtiggehender Hype, ein Ernährungstrend in der Ernährungsmedizin. Dazu integriert es sich wunderbar in den Lifestyle vieler Menschen, die trendbewusst sind und sich gesund ernähren möchten.

In einer Zeit voller perfekter Körper auf Instagram und durchgängiger Werbung scheint das Intervallfasten eine wunderbare Methode zu sein, um einen perfekten Körper auf gesunde Art und Weise zu bekommen. Die sogenannte Bikinifigur und einen gesunden Stoffwechsel werden in einem Gesamtpaket versprochen und suggeriert. Zuckersucht oder die Sucht nach anderen Genussmitteln, wie auch Alkohol, gehören zu unserem Gesellschaftsbild und sind fest verankert. Es gibt diese Lebensmittel ja auch in Hülle und Fülle, daher erscheint vielen heute ein zeitweiser Verzicht darauf wie ein Ausweg aus dem negativen Kreislauf des Essens. Es ist die Hand, die uns aus dem verschlingenden Abgrund ziehen könnte.

Doch bedeutet Fasten und auch Intervallfasten nicht nur abnehmen zu können und den Körper zu verschlanken. Fasten hat immer auch einen geistigen, mentalen und seelischen Effekt. Der Verzicht auf etwas lässt den Menschen nachdenken und bewusst entscheiden, wie er isst und was er isst. Der Verzicht lehrt, achtsamer mit Lebensmitteln umzugehen und so auch bewusster mit seinem Körper und dem Leben an sich. Seit jeher ist das Fasten in den verschiedenen Religionen und Glaubensrichtungen der Welt verankert und wird als spirituelle Unterstützung angesehen. Verzicht wird immer beliebter, immer größer. Das bezieht sich nicht nur auf unsere Essgewohnheiten.

Aussagen wie „Mit Hunger kann ich mich besser konzentrieren.", „Fasten macht süchtig." oder „Durch Fasten fühle ich mich besser, fitter und gesünder." sollen begeistern. Viele Mediziner sind bereits überzeugt und empfehlen das Fasten, besonders das Intervallfasten, zur gesunden Gewichtsreduktion. Und auch in den Medien, sei es Print oder Online, wird das Thema umfangreich behandelt. Schlagzeilen wie „Gesund abnehmen mit Intervallfasten" oder „Intervallfasten: Warum es gesund ist und funktioniert" locken die Leser, sich damit genauer auseinanderzusetzen. Neue Bücher zu dem Thema werden den Händlern fast aus den Händen gerissen. Doch neben all der polemischen Statements und Überschriften zu den positiven Effekten und Erfolgen durch das Intervallfasten, gibt es auch kritische Stimmen. „Erster Schritt zur Essstörung" oder „Medizinerin rät von Intervallfasten ab" kann neben all den freudigen und optimistischen Überschriften auch gelesen werden.

Natürlich hat jeder Hype Vor- und Nachteile. Jeder neue Trend zur Gewichtsreduktion und damit verbundenen Nahrungszufuhr kann Risiken bergen. Dennoch wird das Intervallfasten mehrheitlich als gesund und besser durchhaltbar als eine Diät bewertet. Das belegen einige Studien, wenn auch wenige Humanstudien. Die negativen Schlagzeilen und Bewertungen bleiben bisher sehr überschaubar und gering.

DER BEGRIFF DES FASTENS UND SEINE DEFINITION

Fasten im Allgemeinen als Oberbegriff ist heute ein beliebter Trend, um ein paar Kilogramm Körpergewicht zu verlieren und, und das ist häufig der erste Grund, gesünder zu werden, den Körper einmal von allen Giftstoffen zu befreien und auf null zurückzusetzen. Begriffe wie Entschlacken oder Detox, also Entgiftung, fallen immer wieder im Zusammenhang mit dem Fasten. In Zeiten der Selbstoptimierung, des Wunsches nach einem gesunden Leben und den verschiedenen Hypes und Trends wurde das Fasten mit seinen verschiedenen Varianten immer beliebter. Fasten bedeutet oft und für viele ein Neustart, ein Start ins Gesundsein.

Das Fasten an sich unterteilt sich in weitere Unterscheidungen wie Heilfasten, Basenfasten oder eben Intervallfasten, welches im Weiteren näher ausgeführt wird. Daneben gibt es weitere Varianten, die mehrere Faktoren miteinander kombinieren wie beispielsweise das Wanderfasten. Es ist ein Mix aus Fasten und Wandern, wobei das

Wandern das Nicht-Essen bekämpfen soll und die Effektivität und das Fit-Sein gesteigert wird.

Doch was genau versteht man eigentlich im Allgemeinen unter Fasten, was ist die genaue Definition?

Im Grunde ist das recht schnell erläutert: Fasten ist grundsätzlich der Verzicht auf Lebensmittel, Getränke oder auch nur ernährungsspezifische Genussmittel über einen bestimmten Zeitraum hinweg und zu einem bestimmten Zweck. Es ist möglich, nur teilweise oder gar völlig zu verzichten.

Dabei versteht man unter dem Fasten an sich im engeren Sinne als Erstes den Verzicht auf Nahrung über einen längeren Zeitraum hinweg, also einige Tage oder gar zwei Wochen am Stück. Allerdings ist es erlaubt, je nach Variante des Fastens, gewisse Lebensmittel zu sich zu nehmen wie Brühen, ungesüßte Tees oder sehr stark verdünnte Frucht- und Gemüsesäfte. Beim kompletten Verzicht auf die Nahrungsaufnahme ist es sehr wichtig, genügend Flüssigkeit in Form von Wasser aufzunehmen, damit der Körper nicht dehydriert (Diese Ermahnung werden Sie aufgrund ihrer Wichtigkeit noch häufiger lesen.). Einige Formen des Fastens erlauben das Lutschen von Zitronenschnitzen, Apfelspalten oder von etwas Gemüse. Verzichtet man jedoch nur auf ein Genussmittel wie Alkohol oder Zigaretten, so nennt man das im engeren Sinne nicht „Fasten", sondern Abstinenz oder auch Enthaltsamkeit.

Das Wort „Fasten" kommt ursprünglich aus dem Altdeutschen und bedeutete „festhalten". Damit ist ein religiöser Zusammenhang gemeint. Es bedeutete das Festhalten an den Geboten der Enthaltsamkeit. Im Verlauf der Jahrhunderte nahm die religiöse Bedeutung ab und heute ist sie nicht mehr gezwungenermaßen Teil des Fastens. Heutzutage kann es also religiöse Gründe geben zu fasten, muss es aber nicht.

Eine wichtige Betrachtung des Fastens ist, dass es eine lange Tradition in der Menschheitsgeschichte hat, auch wenn das erst einmal vielen nicht ganz deutlich ist. Bereits die Steinzeitmenschen fasteten, natürlich nicht bewusst, aber es gab bei den frühen Menschen bereits längere Zeiträume, an denen sie keine Nahrung zu sich nehmen konnten, weil diese nicht vorhanden war. Es war entweder keine Beute zum Erlegen da, eine Dürrezeit mit wenig Erträgen der Natur oder einfach gerade nichts weiter zum Essen in der Nähe. So ist der menschliche

Körper evolutionsbiologisch geschult, gewisse Zeiträume ohne Nahrungsaufnahme zu überstehen. Kurz gesagt: Der Körper ist Millionen von Jahren daran gewöhnt, phasenweise zu fasten. Das Fasten gehört also aus evolutionärer Sicht schon immer zu unserem Leben. Der menschliche Körper entwickelte so über die Jahrhunderte hinweg verschiedene Mechanismen, um uns das Fasten zu ermöglichen. Zudem ist das Fasten in zahlreichen Kulturen in dieser Welt historisch nachweisbar und wird beispielsweise in bestimmten und festgelegten Ritualen praktiziert.

Bereits in der Antike und auch im Mittelalter fasteten die Menschen. Dabei gab es drei unterschiedliche Methoden:

1. Das volle Fasten: Hier durfte weder Nahrung noch Flüssigkeit aufgenommen werden.
2. Das halbe Fasten: Dies beinhaltete eine Mahlzeit täglich und erlaubte die Flüssigkeitszufuhr.
3. Das Abstinenz-Fasten: Dies war der Verzicht auf bestimmte Nahrungsmittel, Speisen und Getränke (wie alkoholische Getränke).

Heute hat das Fasten weitere und tiefergehende Gründe. Es kann therapeutisches Fasten sein, das heißt zur Begleitung im medizinischen Aspekt zur Heilung bestimmter Krankheiten als Diät-Form. Fasten kann aber in Form von Hungerstreiks auch politische Gründe haben. So fastete Mahatma Gandhi als Widerstand gegen die Briten und kämpfte damit für ein unabhängiges Indien.

In der Geschichte der Medizin spielte das Fasten auch schon früh eine Rolle. Heute gibt es die sogenannten Fastenärzte. Diese traten erstmals circa 1880 in den USA auf. Begründer dieses medizinischen Fastens war Henri Tanner, der in New York am Medical Collage eigens 42 Tage lang unter Aufsicht fastete. Es war ein bahnbrechendes Experiment, das zu dieser Zeit einige Aufmerksamkeit in Amerika und auch in Europa erregte. Es wurde hier bewiesen, dass Fasten unter strengen Regeln und in einem relativ langen Zeitraum keinerlei negative gesundheitliche Folgen mit sich bringt. Edward Hooker Dewey, ein praktizierender Arzt in Pennsylvania in Amerika, entdeckte daneben die therapeutischen Wirkungen des Fastens. Er führte in den Jahren zwischen 1878 und 1905 einige Fastenkuren durch und begleitete zahlreiche Kuren. Dies hielt er in Büchern fest. Dewey erkannte, dass es einen großen Unterschied zwischen Hungern und bewusstem Fasten gibt. Seiner Meinung nach solle man sogar Kranke mit Fieber und Infekten nicht zu sehr mit Lebensmitteln versorgen. Der Körper hat schon genug mit dem Bekämpfen des Infektes zu tun und müsse hier Energie darauf verwenden, sodass nicht noch Energie verwendet werden sollte, um zu sich genommene Nahrung zu verwerten. Kurz gesagt: Die Verdauung entzöge dem Heilungsprozess zu viel von der sogenannten „vitalen Energie". Noch heute herrscht diese Meinung bei vielen Menschen und Medizinern vor. Dewey hatte großen Einfluss auf weitere Mediziner.

So entwickelte sich zu Beginn des 20. Jahrhunderts, um die Jahrhundertwende etwa, das Fasten als medizinische Therapie heraus. Fasten bewegt sich also heute auch noch zwischen Tradition und Wissenschaft. Zunächst wurde natürlich auch das wissenschaftlich, anhand von zahlreichen Studien, bei Menschen und Tieren untersucht. Wie wirkt sich das Fasten auf den Körper aus? Welche biochemischen und physiologischen Zusammenhänge sind festzustellen? Wie sehen die Stoffwechselprozesse beim Fasten aus? Diese und weitere Fragen mussten beantwortet werden. Das Fasten wurde nun nicht mehr nur aus traditioneller Sicht gesehen, sondern bekam auch eine theoretische und objektive Basis.

Es entwickelten sich im Laufe der Zeit eigene Forschungsgebiete und viele Fachärztinnen und Fachärzte spezialisierten sich auf das Fasten. Diese Ärzte gehörten den Strömungen der Naturheilverfahren, der Diätetik und weiteren Heilverfahren an. Auch die spirituellen oder esoterischen Aspekte wurden mit in die Theorien einbezogen. Früher war das Thema Gewichtsreduktion noch nicht vordergründig. Erst in der heutigen Zeit kam dieser Aspekt in medizinischen Betrachtungen des Fastens vor. Es wurde Anfang des 20. Jahrhunderts damit begonnen, Sanatorien zu gründen, in denen man begleitend fasten konnte. Das Fasten wurde durch Darmreinigung, Naturheilverfahren oder Bewegung unterstützt. Das therapeutische Fasten wurde von der Schulmedizin, der offiziellen Medizin, eher als seltsam erachtet und teilweise sogar bekämpft. Das ist ja heute bei alternativen Methoden auch noch manchmal der Fall.

In vielen Religionen wie dem Judentum, dem Christentum oder auch dem Islam gehört das Fasten zu den religiösen Ritualen des Glaubens. Bereits im alten Ägypten gab es Fastenzeiten. Häufig ist das Fasten im religiösen Kontext ein Sinnbild für das Reinigen der Seele durch Reinigen des Körpers mit Hilfe von Askese. Es ist Buße, Abwehr Satans und des Bösen, Streben nach Erleuchtung und vielleicht sogar Erlösung.

Im Judentum gibt es einen Fasttag, der in der Thora benannt ist. Das ist der Versöhnungstag Jom Kippur. Gott fordert die Juden, das von ihm auserwählte Volk, zu dem Fasten- und Ruhetag auf. So heißt es in der Thora, der Glaubenslektüre des Judentums, folgendermaßen: „... Denn jede Person, welche an diesem Tag nicht fastet, soll aus ihrer Nation ausgerottet werden. ... Es sei Euch ein großer Ruhetag und Ihr sollt fasten. Am neunten des Monats sollt Ihr abends anfangen und von Abend bis Abend Euren Ruhetag halten." (Emor, Wajikra 23:26-32).

Im Judentum gibt es aber auch weitere Fastentage, in denen 24 oder 25 Stunden auf Essen verzichtet wird. Diese Tage sind dafür da, um an bestimmte Ereignisse zu erinnern oder als rabbinische Tradition.

Die Tradition des Fastens im Christentum basiert auf der jüdischen Tradition und ist daraus abzuleiten, denn das Christentum entstand ursprünglich einmal aus dem Judentum. Im Christentum ist das Fasten in dem Zeitraum von Karneval bzw. Fasching (je nach Wohnort variiert das Wort) bis Ostern auf 40 Tage angesetzt. Beginn ist Aschermittwoch. Das ist der Zeitraum, in dem es um die Vorbereitung auf die Auferstehung von Jesus Christus an Ostern geht. Der Zeit des Ausuferns und Schlemmens soll demnach mit einem christlichen Zeichen ein Ende gesetzt werden. Erinnert wird an Jesus Christus, der 40 Tage fastend und betend in der Wüste verbrachte.

Doch ein großer Unterschied besteht hier darin, dass Fasten keinen kompletten Nahrungsverzicht bedeutet, sondern lediglich den Verzicht auf tierische Nahrungsmittel. Ursprünglich war auch die Adventszeit eine Fastenzeit, doch das ist heute nicht mehr so bekannt. In der Bibel heißt es, Jesus habe in seiner Bergpredigt gesagt (Matthäus 6, 16-18 EU): „Wenn Ihr fastet, macht kein finsteres Gesicht wie die Heuchler. Sie geben sich ein trübseliges Aussehen, damit die Leute merken, dass sie fasten. ...".

Das Fasten ist im Christentum, allen voran den Katholiken, ein Mittel zur Buße. Das Praktizieren von Buße ist für die katholische Kirche ein wichtiges Mittel im Glauben. So wurde auch das Fasten im Katholizismus immer großgeschrieben und bis ins 19. Jahrhundert hinein sahen die Vorschriften dazu so aus, dass von 365 Tagen im ganzen Jahr an nur etwa 220 Tagen Fleischprodukte gegessen werden darf. Erst ab 1960 wurde das ganze Reglement bei der Buße und dem Fasten etwas aufgelockert. Nur noch an den Tagen Aschermittwoch und Karfreitag ist Fasten für Gläubige so gut wie obligatorisch. Im Mittelalter wurden so auch die Fastenbiere von asketischen Mönchen erfunden.

Im Islam ist das Fasten ein sehr wichtiger Bestandteil der Religion. Im weiteren Abschnitt „Exkurs: Ramadan" wird dies näher beschrieben.

Doch das Fasten ist nicht nur allein religiös begründet, auch kulturell hat es eine Tradition und Geschichte. Bereits Hippokrates gab vor langer Zeit folgenden Ratschlag: „Sei mäßig in allem, atme reine Luft, treibe täglich Hautpflege und Körperübung. ... und heile ein kleines Weh eher durch Fasten als durch Arznei."[1].

Fasten ist also evolutionsbiologisch in uns Menschen veranlagt, kulturhistorisch als Tradition festgelegt, mit verschiedenen religiösen Intentionen untermauert und wird medizinisch als gesundheitsfördernd betrachtet.

In unserer heutigen Zeit ist das Fasten Teil eines Lebensstils geworden. Gesund zu leben spielt eine wichtige Rolle und Fasten ist wie ein Ritual, das regelmäßig dazu praktiziert werden muss. Nicht immer ist die erste Intention, durch Fasten abzunehmen und Gewicht zu reduzieren. Dies ist meist nur ein positiver Nebeneffekt. Häufig ist erstes Ziel, den Körper von Giftstoffen zu befreien, einmal quasi den Körper neu zu programmieren. Durch das Fasten soll der Geist entspannen und die mentale Verfassung gestärkt werden.

---

[1] Hippokrates zitiert auf: https://www.stoffwechselanregentipps.com/intermittieren-des-fasten/

Der Körper ist ein kleines Wunder. Nicht die ganze Energie, die wir über die Nahrung zu uns nehmen, wird sofort verwendet, umgesetzt oder gar benötigt. Die Energie der Nahrung, die der Körper nicht sofort braucht, kann in verschiedenen Organen und Geweben gespeichert werden, sodass er immer wieder im Notfall darauf zurückgreifen kann. In den Situationen, in denen er auf diese Reserven zurückgreifen muss, wird auch der generelle Energieverbrauch zurückgefahren und der Körper beginnt damit, gespeicherte Fette und Proteine abzubauen und zu nutzen.

Wird nichts mehr gegessen, beginnt der Körper ab etwa acht bis zwölf Stunden damit, in den sogenannten Fastenmodus überzugehen. Diese Zeitspanne hängt zunächst einmal davon ab, wie viel Glukose, also Zucker, noch im Blut vorhanden ist und wie lange der Körper überhaupt dafür braucht, die übrige Glukose (Zucker) in der Leber zu verwerten und abzubauen. Das ist von Mensch zu Mensch unterschiedlich. Nimmt der Mensch Nahrung auf, schüttet der Körper zudem das Hormon Insulin aus, um den Zuckerwert im Blut stabil zu halten. Bekommt der Körper nun keine Nahrung mehr, wechselt er vom Zuckerstoffwechsel zum Fettstoffwechsel. Das heißt, ist kein Zucker mehr im Körper, beginnt der Körper nun das Fett abzubauen. Der Blutzuckerspiegel und der Blutdruck werden gesenkt. Und da kein zusätzliches Fett in der Fastenphase zugeführt wird, greift der Körper auf die Fettreserven zurück. So wird Fett abgebaut und der Körper hat genügend Zeit, sich zu erholen. Der Stoffwechsel kann sich nun wieder regulieren. Die Zellen sollen gereinigt und überflüssige Stoffwechselprodukte können abgebaut werden.

Auch aus medizinischer Perspektive ist das Fasten für gesundheitliche Aspekte in einigen Therapien und Behandlungen ein wichtiger Faktor. Viele zeitgenössische Fastenärztinnen und -ärzte sind vom Heilfasten überzeugt. Hierbei empfehlen sie eine Aufnahme von naturbelassenen Lebensmitteln unter 500 Kalorien. Heilfasten jedoch ist sowohl in der Ernährungsmedizin als auch in der Naturheilkunde einzuordnen.

Unter Heilfasten versteht man das Fasten mit einem für den Körper einhergehenden heilenden Effekt. Ungesunde Stoffe, die jeder durch die Nahrung oder auch Genussmittel wie Alkohol aufgenommen hat, werden hier aus dem Körper abtransportiert. Man setzt seinen eigenen Körperzustand quasi wieder auf null zurück. Die Leber kann sich durch einen langen Verzicht von Alkohol beispielsweise wieder sehr gut regenerieren.

Ziel des Heilfastens ist ein besseres Wohlbefinden des Körpers und eine verbesserte Gesundheit und Konstitution. Otto Buchinger gilt als Begründer des Heilfastens, er lebte von 1878 bis 1966. Er machte eine Fastenkur von drei Wochen und soll danach nicht mehr an einer rheumatischen Arthritis gelitten haben. So konzentrierte er sich auf das Heilfasten und seine Wirkungen mit Forschung und wissenschaftlicher Anschauung. Die gesundheitlichen Effekte des Heilfastens sind wissenschaftlich belegt. Gesundheitliche positive Wirkungen sind bei Rheuma, Bluthochdruck oder hohen Fett- und Zuckerwerten im Blut festzustellen. Die Wirkung auf die Zucker- und Fettwerte wurde in einer Studie in diesem Jahr (2019) von Francoise Wilhelmi de Toledo und Andreas Michalsen der Charité Berlin untermauert.

DIE DEFINITION UND DAS VERSTÄNDNIS VON INTERMITTIERENDEM FASTEN BZW. INTERVALLFASTEN

Intervallfasten ist hier der neue Ernährungstrend. Ein richtiger Hype ist darum entstanden. Es wird oft als Diät betitelt, denn das vornehmliche Ziel ist eine Gewichtsreduktion. Jedoch ist der Begriff der Diät nicht ganz treffend. Intervallfasten ist mehr eine Ernährungsumstellung, mehr ein gesunder Lebensstil. Verzicht auf bestimmte Lebensmittel wie Schokolade oder Pasta ist, wie in den meisten Diäten, beim Intervallfasten nicht zwangsläufig obligatorisch. Es gibt in den Stunden, in denen man essen darf, keine Einschränkungen. Hier kann man essen, worauf man Lust hat, auch wenn man dennoch vielleicht ein paar Regeln zur Vereinfachung und zum vollen Erfolg befolgen sollte. Doch laut einiger bereits erfolgter Studien sollen die gesundheitlichen Effekte nicht anders als bei normalen Reduktionsdiäten sein. Dennoch sind das Internet und die Medien voll von Berichten rund um das Intervallfasten und der sich daraus ergebenden positiven Effekte. In den sozialen Netzwerken gibt es zahlreiche Gruppen und Seiten, in denen sich jeder austauschen und über seine Erfahrungen berichten kann. Rezepte werden hier ausgetauscht und Tipps gegeben, was man verbessern kann.

Eckard von Hirschhausen, Komödiant und Mediziner, stellte im letzten Jahr (2018) das Intervallfasten im Stern vor. Er hatte selbst sehr viel Erfolg mit dieser Methode und konnte einige Kilos innerhalb kurzer Zeit verlieren. Dies fand bei den Lesern großen Anklang, sodass von Hirschhausen sogar ein Buch über das Intervallfasten verfasste.

Intervallfasten wird auch Intermittierendes Fasten genannt. Hierbei kommt der Begriff „intermittierend" von dem lateinischen Wort „intermittere", was übersetzt „unterbrechen" oder „aussetzen" heißt. Intervallfasten ist Kurzzeitfasten und eine Ernährungsform, bei der ein Wechsel zwischen Nahrungsaufnahme und Fasten in einem bestimmten Rhythmus vollzogen wird. In Studien an Tieren lebten die Tiere, die sich mit Intervallfasten ernährten, deutlich länger als die Tiere, die normal ernährt wurden. Auch die Rate an altersbedingten Erkrankungen war geringer.

Durch Intervallfasten lässt sich also auf angenehmere Weise abnehmen als mit Radikaldiäten. Das ist eine der wichtigsten Thesen dieses Ernährungsstils. Doch muss an dieser Stelle einmal erläutert werden, wo die Grenze zu Diäten verläuft und was eine Diät eigentlich ist. In einem weiteren Schritt kann dann das Intervallfasten näher beleuchtet werden.

Das Wort Diät kommt ursprünglich aus dem Altgriechischen und bedeutete Lebensführung. Anhand dieser Wortherkunft kann abgeleitet werden, dass eine Diät nicht nur allein die Nahrungsaufnahme beinhaltete, sondern dass eine Diät in Zusammenhang mit dem ganzen Leben gesehen wurde. Die Disziplin der Diätetik beschäftigt sich somit auch noch heute mit den Zusammenhängen von Lebens- und Ernährungsweise auf wissenschaftliche Art und Weise. Dennoch versteht man heute mehrheitlich unter einer Diät im engeren Sinne eine Ernährungsweise, die mit dem Ziel einer Reduktion des Gewichts einhergeht. Das Gegenteil ist auch möglich, doch das Verständnis ist meist nur medizinisch und weniger im allgemeinen Sprachgebrauch bekannt. Die Intention der Gewichtsreduktion kann unter anderem einem Schönheitsideal unterliegen, aber auch gesundheitliche Gründe haben, das heißt als Behandlung bestimmter Krankheiten gesehen werden. In Deutschland verstehen die meisten Menschen jedoch unter einer Diät das Schlankwerden. Eine Diät kann dabei auf verschiedene Arten ablaufen. Die einfachste Methode ist sicherlich, weniger zu essen. Es können Kalorien gegessen und dabei gezählt werden, sodass diese nur bis zu einem bestimmten Maß zu sich genommen werden.

Es kann aber auch eine sehr einschränkende Diät zur Gewichtsabnahme gewählt werden wie die sogenannte Kohlsuppendiät, bei der über einen bestimmten Zeitraum nur Kohlsuppe gegessen werden darf. Die Problematik einer Diät besteht darin, dass oft Verbote ausgesprochen werden. So darf man zum Beispiel keine oder nur wenige Kohlenhydrate essen wie bei der „Low Carb" Diät. Hier ist es also verboten, viel Pasta zu essen. Auch Zucker ist ganz verboten. Eine Diät erfordert somit sehr viel Disziplin, Durchhaltevermögen und Willen. Viele scheitern daran oder nehmen nach der Reduktion des Gewichtes durch normales Essen schnell wieder zu. Das ist der sogenannte Jo-Jo-Effekt.

Der Begriff der Diät lässt sich demnach folgendermaßen zusammenfassen: Seit der Zeit von Hippokrates, also der altgriechischen Zeit, der Antike, versteht der Mensch unter einer Diät die Ernährung mit einer zeitgebundenen Auswahl an bestimmten und speziellen Lebensmitteln. Dadurch kann der Mensch seinen Körper entweder nachhaltig oder kurzfristig verändern. Alle Formen von Diät (also zur Gewichtsreduktion, zur Gewichtszunahme oder zur Behandlung von Krankheiten) gründen darauf, einen Nahrungsbestandteil wie Kohlenhydrate, Fette, Proteine, Vitamine, Mineral- und Konservierungsstoffe in der gesamtheitlichen Ernährungsumstellung zu reduzieren oder zu vermehren.

Doch Diäten werden immer wieder in Zusammenhang mit dem anschließenden Jo-Jo-Effekt gebracht. Diesen Effekt will jeder vermeiden. Jo-Jo bedeutet das Hin und Her mit dem Gewicht, das Rauf und Runter, mal weniger, dann wieder mehr, dann wieder mehr. Das Ganze ist auf Dauer zermürbend und frustrierend. Nimmt man in der Diät einige Kilos ab, hat man im Anschluss bei normaler Ernährung wieder die doppelte Anzahl an Kilos auf den Hüften, so die diversesten

Erfahrungsberichte. Es ist nicht einfach, das erzielte Wunschgewicht auch zu halten.

Intervallfasten ist, wie das Fasten, der Verzicht auf Nahrung, allerdings spielt hier der Zeitraum eine entscheidende Rolle. Es geht darum, über kurze Phasen in regelmäßigen Abständen auf die Aufnahme von Lebensmitteln und kalorienhaltigen Getränken zu verzichten. Dabei gibt es verschiedene Formeln bzw. Methoden, die später genauer beleuchtet werden.

Die Zielsetzung von Intervallfasten lässt sich demnach mit dem einer Diät gleichsetzen, doch in der Umsetzung gibt es einige wichtige Punkte, in denen sie auseinander gehen. Intervallfasten bewegt sich zwischen Fasten und Diät, sozusagen ist es ein Hybrid. Der Jo-Jo-Effekt soll beim Intervallfasten ausbleiben. Das liegt an drei verschiedenen Faktoren, an denen man arbeiten kann:

1. Eine Versorgung an hochwertigen Eiweißen, die lange satt machen, reduziert auch den Verlust an Eiweiß in der Muskulatur (Diese Eiweißreserven werden als Energiequelle bei Diäten als erstes aufgebraucht.).
2. Die Esspausen von mindestens zwölf Stunden (besser länger) regulieren den Zuckerstoffwechsel im Körper.
3. Der Körper giert nicht mehr so nach Zucker, Salz und Fett. Bei ungesunder Ernährung entwickelt der Körper meist Süchte nach Zucker, Fett und/oder Salz. Reduziert man dies beim Intervallfasten durch eine Ernährungsumstellung, bremst man sein eigenes Suchtverhalten. Selbst zubereitete Speisen und keine Fertiggerichte helfen enorm.

Sündigt man jedoch mal, ist das nicht tragisch, denn die Fastenzeiten gleichen das Ganze wieder aus und setzen uns auf ein gesundes Level zurück.

Die folgenden Methoden sind die Gängigsten des Intervallfastens. Auf drei Methoden (die zwei bekanntesten und eine weitere) wird später noch genauer, sogar mit Beispielplänen und Rezeptideen, eingegangen.

- Die 16:8-Methode bzw. Acht-Stunden-Diät: Hierbei werden 16 Stunden gefastet und 8 Stunden gegessen (siehe nächstes Kapitel).

- Die 18:6-Methode: Hierbei werden 18 Stunden gefastet und nur 6 Stunden gegessen.
- Die 5:2-Methode: Hierbei werden an 2 Tagen pro Woche gefastet und an 5 Tagen normal gegessen (siehe nächstes Kapitel).
- Die 36:12-Methode: Hierbei werden 36 Stunden gefastet und 12 Stunden gegessen.
- Die 12:12-Methode: Hierbei werden 12 Stunden gefastet und 12 Stunden gegessen.
- Die 20:4-Methode: Hierbei werden 20 Stunden gefastet und 4 Stunden gegessen.
- Die Warrior Diät: Hierbei gibt es nur abends eine große Mahlzeit.
- Daneben kann man auch wöchentlich nur an einem Tag fasten. Das wird auch als 24-Stunden-Fasten bezeichnet.
- Oder ganz einfach: Man lässt einzelne Mahlzeiten am Tag ausfallen, beispielsweise immer das Frühstück oder bestenfalls das Abendessen.

Doch wie lässt sich das Intervallfasten von dem Oberbegriff des Fastens, also dem Verzicht über einen längeren Zeitraum hinweg, genau abgrenzen? Beim Intervallfasten greift der Körper nicht auf das Eiweiß in der Muskulatur zurück, da der Zeitraum des Verzichts zu kurz ist. Der gesamte Stoffwechsel wird nicht heruntergefahren, da es im Grunde keinen Verzicht gibt. Der kurze Zeitraum wirkt hier positiv. Dies hilft daneben auch, um den Jo-Jo-Effekt, also das schnelle und erneute Zunehmen nach einer Diät, zu verhindern. Dem Intervallfasten werden daneben heilsame biochemische Veränderungen des Körpers nachgesagt, die dazu führen, dass es eine gesunde Art des Abnehmens ist. Die Verstoffwechselungen von Zucker und Fett verbessern sich und Stoffe, die Entzündungen verhindern, werden ausgeschüttet.

Genauer betrachtet bedeutet Intervallfasten einfach, Pausen beim Essen zu machen. Diese Pausen und dieses „kleine Fasten" führen dazu, dass die Nahrungsaufnahme bewusster abläuft. Der Fastende snackt nicht mehr permanent, achtet eher auf sein Hungergefühl und gibt dem Körper eine kleine Atempause, etwas Zeit, in der er nicht verdauen und Energie umwandeln muss. Der Fastende gibt seinem Körper etwas Regenerationszeit, denn die Zellen erhalten so Zeit, die sie zum

Reparieren und Reinigen nutzen können. Beschädigte und verbrauchte Bestandteile, die sich im Laufe der Zeit in den Zellen ansammeln konnten, können nun wieder abgebaut oder wiederverwertet werden. Dies nennt die Wissenschaft Autophagie. Pausenloses und ständiges Essen stört diesen körpereigenen Prozess und verhindert ihn, gerade in der Nacht.

Die Dauer des Intervallfastens ist bedingt durch die Wünsche des Ausführenden. Es kann über einen kurzen Zeitraum vielleicht als Fastenkur oder aber auch über einen längeren Zeitraum von beispielsweise mehreren Jahren durchgeführt werden. Hat sich der Körper einmal daran gewöhnt, ist es kein großes Problem mehr, es zu bewerkstelligen. Grundsätzlich gilt, dass man es so lange betreiben kann, wie man es sich selbst wünscht, z.B. bis man seine Ziele erreicht hat oder einfach so, wie es sich gut anfühlt. Einige Verfechter des intermittierenden Fastens geben sogar die Empfehlung, es dauerhaft zu machen und beizubehalten. Man kann es aber auch als Fastenkur mehrmals im Jahr durchführen.

Einfach weniger zu essen führt auch zu einem Erfolg hinsichtlich der Gewichtsreduktion. Jedoch setzen dann die positiven Effekte, die durch eine Fastenpause erzielt werden können, nicht ein. Der Körper ändert den Modus in Fettverbrennung erst, wenn man ein paar Stunden nichts gegessen hat. Erst ab circa 12 Stunden schaltet der Körper um. Dieser Prozess wird unterbrochen, wenn man etwas isst oder etwas trinkt außer Wasser oder ungesüßte Tees. Es gelangt wieder Zucker ins Blut. Auch der zellreinigende Effekt, der dem Intervallfasten nachgesagt wird, bleibt aus.

Es gibt wichtige Vorteile des Intervallfastens, die im weiteren Verlauf aufgezeigt werden. Jedoch gibt es auch Hindernisse, die beachtet werden müssen. Konkrete negative Auswirkungen oder gar Nebenwirkungen gibt es eher nicht. Sätze wie „Nach dem Intervallfasten fühlte ich mich generell viel fitter, körperlich und auch geistig." unterstreichen die persönlichen positiven Erfahrungen mit dem Intervallfasten. Es ist ein Balanceakt zwischen Genuss und Verzicht, der, möge er gelingen, zu guten Resultaten für Körper und Geist führen kann.

DIE ZWEI WICHTIGSTEN METHODEN DES INTERVALLFASTENS (MIT BEISPIELPLÄNEN UND REZEPTIDEEN) UND EINE ERGÄNZENDE METHODE

Es gibt verschiedene Methoden des Intervallfastens. Die beiden bekanntesten Methoden sind die 5:2- und die 16:8-Methode. Zudem gibt es noch die weniger bekannte Methode des „Stopp-Eat-Stopp" Rhythmus.

Hier sind zunächst einmal einige wichtige Regeln für das intermittierende Fasten:

- Erst einmal sollten Sie gesund sein. Sind Sie krank und Ihr Körper geschwächt, sollten Sie erst einmal abwarten, bis Ihr Körper wieder bei Kräften ist, denn es kann immer gut sein, dass er die langen Pausen ohne die Energiezufuhr nicht gut verkraftet.
- Trinken Sie immer viel. Diese Regel kann man nicht oft genug erwähnen. Dies sollte auch der Fall sein, wenn Sie gerade nicht fasten.
- Bewegen Sie sich. Es kommt noch ein Kapitel mit Sport und Intervallfasten. Dort finden Sie ein paar Übungen, die leicht zu machen sind. Gehen Sie zumindest regelmäßig spazieren. Das ist auch wichtig, wenn man gerade nicht fastet.
- Und ganz wichtig: Hören Sie immer auf Ihren Körper und Ihre eigene innere Stimme. Fühlen Sie sich nicht gut, ist Ihnen schwindelig, leidet Ihr Kreislauf, dann essen Sie etwas.

DIE 5:2-METHODE

Die 5:2-Methode ist sehr beliebt, einige Literatur beschäftigt sich allein mit dieser Methode.

Die Formel der 5:2-Methode ist recht simpel: An fünf Tagen der Woche darf alles ganz normal, und ohne eine einzige Kalorie zu zählen, gegessen werden. Hier muss der Fastende im Grunde auf nichts verzichten. An den übrigen zwei Tagen der Woche ist lediglich eine Nahrungsaufnahme von 500 bis maximal 800 Kalorien bei Frauen und 600 bis maximal 850 Kalorien bei Männern erlaubt. 500 Kalorien bzw. die Kalorienspanne klingen erst einmal gut, sind jedoch bei genauerer Betrachtung des Kaloriengehalts vieler Nahrungsmittel dann doch nicht sonderlich viel und schwierig zu minimieren. Proteinreiche Nahrung wie Gemüse oder mageres Geflügelfleisch ist dabei wahrscheinlich gut möglich. Für viele Fastende, die diese Methode für sich wählen, ist es jedoch einfacher, an den zwei Fastentagen komplett auf die Nahrungsaufnahme zu verzichten und nur Flüssigkeit zu sich zu nehmen. Das zeigen einige Erfahrungsberichte in den aktuellen Medien. Diese Entscheidung hängt aber ganz am eigenen Lebensstil und wie man sich am besten mit den Fastenzeiten arrangieren kann.

Es ist wichtig, zwei Fastentage in der Woche zu finden, an denen man wenig Stress hat und die Fastenphasen besser durchhalten und planen kann. Das hilft beim Durchhalten enorm, denn viele Menschen neigen bei Stress dazu, mehr zu essen. In diesen Fällen werden insbesondere gerne ungesunde Nahrungsmittel konsumiert. Daher vielleicht einen Samstag und Mittwoch wählen, ganz wie der eigene Wochenplan aussieht. Die Tage lassen sich verschieben. Trotzdem sollte versucht werden, eine Regelmäßigkeit zu finden. Aber manchmal geht es einfach nicht, da können Sie dann auch etwas flexibler entscheiden. Durchhalten ist das Wichtigste für den Erfolg.

Motivierend für diese Methode ist die Kürze. An dem Tag des Fastens kann man sich sagen, dass man am nächsten Tag wieder ganz normal essen kann. Darauf kann man sich freuen, weshalb die Menschen auch motivierter sind und besser durchhalten.

Zwei **Beispielpläne** für eine Woche können folgendermaßen aussehen. Bitte bedenken Sie: Es sind hier nur Anregungen und keine Vorgaben.

Erster Übersichtsplan mit Fastentagen dienstags und donnerstags:

	Frühstück	Mittagessen	Abendessen
Montag:	Porridge (Haferflocken mit Milch oder Wasser aufgekocht) mit etwas Zimt zum Frühstück. Dazu Wasser, Tee oder schwarzer Kaffee	Frische Blattsalate, Avocado, Gurke, Tomaten, dazu ein leichtes Joghurtdressing und etwas Brot	Gemüse-Reis-Pfanne mit Paprika, Zucchini, Aubergine, evtl. etwas Frischkäse und frischen Kräutern
Dienstag	Fasten, nur 500 Kalorien durch verdünnten Fruchtsaft und Gemüsebrühe zu sich nehmen, Getränke sollten Wasser oder ungesüßte Tees sein. Schwarzer Kaffee ist auch erlaubt, allerdings in Maßen.	Linsen-Falafel (siehe Rezept Tipp Nummer 3)	Etwas Obst wie einen Apfel oder eine Birne (keine Banane oder Trauben, diese enthalten viel Zucker) oder ein gekochtes Ei

Mittwoch	Früchtebowl: Haferflocken mit Mangospalten und Granatapfelkernen, Kokosflocken	Zucchinipasta mit Tomaten und Olivenöl, dazu frische Kräuter	Frisches Rührei aus zwei bis drei Eiern mit frischen Kräutern, Tomate und Schnittlauch
Donnerstag	Fasten, nur 500 Kalorien durch verdünnten Fruchtsaft und Gemüsebrühe zu sich nehmen, Getränke sollten Wasser oder ungesüßte Tees sein. Schwarzer Kaffee ist auch erlaubt, allerdings in Maßen.	Gebratenes Zanderfilet auf Mais, Tomaten und Avocado	Etwas Obst wie einen Apfel oder eine Birne (keine Banane oder Trauben, diese enthalten viel Zucker) oder etwas Rührei mit frischen Kräutern
Freitag	Vollkornbrot mit Frischkäse und einem gekochten Ei	Gebratener Kabeljau, Petersilienkartoffeln und Gurkensalat	Ein Omelette mit frischen Champignons und Speck
Samstag	Vollkornbrötchen mit Hüttenkäse, Schnittlauch und Paprika, dazu ein gekochtes Ei	Frische Pellkartoffeln mit einem Kräuterquark	Vollkornbrot mit selbstgemachter Avocado-Creme und frischen, kleinen Tomaten

Sonntag	Frisches Rührei aus zwei bis drei Eiern mit frischen Kräutern und Tomate	Kalbsinvoltini, gefüllt mit einer Frischkäsecreme und Kräutern, dazu ein leichter Tomaten-Avocado-Salat und Kartoffelspalten	Frischer Naturjoghurt mit etwas fettarmem Quark, Honig, etwas Haferflocken und Nüssen, dazu Beeren oder eine Banane

Zweiter Übersichtsplan mit Fastentagen sonntags und mittwochs:

	Frühstück	**Mittagessen**	**Abendessen**
Sonntag	Fasten, nur 500 Kalorien durch verdünnten Fruchtsaft und Gemüsebrühe zu sich nehmen, Getränke sollten Wasser oder ungesüßte Tees sein. Schwarzer Kaffee ist auch erlaubt, allerdings in Maßen.	Lachs mit Avocado-Salsa (siehe Rezept Tipp Nummer 1)	Eine Handvoll Nüsse
Montag	Müsli aus gerösteten Haferflocken, Leinsamen und Chiasamen, ein paar Mandeln und	Thailändisches Gemüse-Curry mit Kokosmilch und etwas Reis	Frischer Obstsalat aus Äpfeln, Birnen, Kiwis, Bananen und Orangen, zum Süßen etwas

	Himbeeren, Joghurt oder Quark, zum Süßen etwas Honig		Honig verwenden, als Topping sind auch Nüsse wie Mandeln oder Walnüsse denkbar
Dienstag	Fettarmer Naturjoghurt oder Magerquark mit ein wenig Ahornsirup, frischem Apfel und Banane	Puten-Paprika-Gulasch mit Vollkornnudeln (beispielsweise aus Dinkel)	Vollkornbrot mit Hüttenkäse, Schnittlauch und Gurke
Mittwoch	Fasten, nur 500 Kalorien durch verdünnten Fruchtsaft und Gemüsebrühe zu sich nehmen, Getränke sollten Wasser oder ungesüßte Tees sein. Schwarzer Kaffee ist auch erlaubt, allerdings in Maßen.	Gefüllte Paprika mit Mozzarella (siehe Rezept Tipp Nummer 2)	Eine kleine Schüssel gekochte und gesalzene Edamame (Sojabohnen)
Donnerstag	Vollkornbrot mit Hüttenkäse, Paprika und Gurke, dazu ein gekochtes Ei	Kartoffelsalat mit leichtem Gurkendressing und Hüttenkäse-Tsatsiki	Pfannkuchen aus Dinkelmehl mit etwas Käse

Freitag	Beeren-Bananen-Smoothie mit fettarmem Naturjoghurt	Crêpes mit Spargel und leichter hausgemachter Sauce Hollandaise	Panierter Blumenkohl mit leichtem Quark-Kräuter-Dip
Samstag	Brombeer-Kiwi-Shake (geht auch mit etwas Milch)	Saltimbocca aus Schweineschnitzel mit Parmaschinken und Gemüse-Curry-Reis	Tomaten-Avocado-Salat mit etwas Zitrone und Olivenöl

Hier sind auch einige **Rezeptideen** zur weiteren Hilfestellung. Mit diesen Gerichten wird eine geringe Kalorienzufuhr bewerkstelligt, dazu sind sie noch lecker und leicht zuzubereiten. Zudem sind diese Gerichte auch für die Tage sehr gut geeignet, an denen man nicht fasten, sich aber dennoch leicht und gesund ernähren will. So kann man garantiert Gewicht reduzieren, muss nicht lange in der Küche stehen und kann die Gerichte auch hervorragend für die Arbeit oder unterwegs vorbereiten. Bei den Rezepten wird meist von einer Menge für zwei Portionen oder mehr ausgegangen, denn was übrigbleibt lässt sich gut im Kühlschrank bis zum nächsten Tag aufbewahren und später verwerten, sollte man eigentlich nur für sich selbst kochen.

1. Gebratener Lachs mit Avocado-Salsa

Lachs und Avocado-Salsa sind sehr fettreich, das stimmt, allerdings sind es die guten Fette, also die ungesättigten Fettsäuren. Zudem enthält Lachs viel Omega 3, was sehr gesund ist. Diese Fette halten lange satt. Daneben enthält Lachs auch viel Protein, was stark sättigend wirkt.

Für das Gericht, das in etwa 20 Minuten Zeit beansprucht, benötigt man folgende Zutaten für 2 Portionen: eine halbe Zwiebel, eine reife, aber nicht zu weiche Avocado, etwas Koriandergrün, eine halbe Limette, Salz und Pfeffer, einen halben Teelöffel Zucker, 375 Gramm frisches Lachsfilet (ohne Haut) und einen Esslöffel Olivenöl.

Eine Portion hat circa 200 Kalorien, was sich aufgrund der wenigen Kalorien und einer sättigenden Versorgung als perfekt für die Fastentage erweist. So kann man den Tag doch ganz gut und ohne starke Hungergefühle überstehen.

Zunächst muss die Zwiebel geschält und gewürfelt werden. Das ist vielleicht unangenehm, aber ohne Zwiebel schmeckt es weniger gut. Dann sollte die Avocado halbiert und der Kern entfernt werden. Mit einem Löffel kann das Fruchtfleisch im Anschluss ganz einfach aus der Schale gelöst werden. Danach sollte es in Würfel geschnitten werden. Der Koriander sollte gewaschen, trocken geschüttelt und dann gehackt werden. Wenn man keinen Koriander mag, kann man ihn sicherlich auch weglassen. Die Limetten müssen dann halbiert und ausgepresst werden. Einfacher geht das, wenn man sie vorher ein wenig mit Druck rollt. Wenn all das erledigt ist, werden etwas Limettensaft, die Avocado, die Zwiebel und der Koriander miteinander vermengt.

Das Ganze sollte dann mit Salz, Pfeffer und ein klein wenig Zucker abgeschmeckt werden. Im letzten Schritt muss das Lachsfilet abgetupft und in vier Tranchen geschnitten werden. Bitte salzen Sie es leicht. Danach muss der Lachs in einer Pfanne in etwas Öl (am besten in Olivenöl) gebraten werden. Unter Wenden dauert es ca. 4 bis 5 Minuten. Zum Schluss kann man den Lachs auf einen Teller geben und mit etwas von der Avocado-Salsa obenauf anrichten. Voilà! Es ist ein einfaches und schnell zubereitetes Gericht und ideal für die Fastentage der 5:2-Methode.

2. Gefüllte Paprika mit Mozzarella und Hähnchen

Paprika enthalten viele Mineralstoffe und Vitamine. Sie sind richtige Allrounder, da sie einerseits satt machen, zugleich aber sehr gesund sind. Mozzarella ist sehr sättigend, was bei dieser 5:2-Methode einen großen Vorteil bietet.

Was braucht man alles für dieses Leichtgewicht unter den Gerichten? Für zwei Portionen benötigt man zwei Paprikaschoten, 200 Gramm Hähnchenbrust, 150 Gramm Möhren, eine halbe Zwiebel, einen Esslöffel Tomatenmark, frische (sind immer besser) oder getrocknete italienische Kräuter, etwas Salz und Pfeffer (natürlich), Mozzarella light (also mit weniger Fett), nach Belieben frischer Knoblauch und etwas Olivenöl.

Eine Portion hat 230 Kalorien und passt somit ganz wunderbar als sättigendes Gericht an einen der Fastentage mit unter 500 Kalorien.

Zunächst müssen die Paprikaschoten gewaschen und präpariert werden. In diesem Schritt wird der Deckel abgeschnitten und das Kerngehäuse entnommen. Die Hähnchenbrust muss in Würfel geschnitten und anschließend in Olivenöl scharf angebraten werden, bis sie durch ist. Geflügel sollte aufgrund des Risikos von Salmonellen immer durchgebraten werden. Währenddessen müssen die Zwiebel und die Möhren geschält und in Würfel geschnitten werden. Wenn man möchte, kann man nun auch den Knoblauch abziehen und ihn zu den Zwiebeln und Möhren geben. Die Zwiebel zum Hühnchen in die Pfanne geben und beides gemeinsam braten, bis die Zwiebel glasig geworden ist. Dann können Sie die Möhren und den Knoblauch dazugeben, das Tomatenmark beimengen und mit Kräutern, Salz und Pfeffer abschmecken. In der Zwischenzeit sollte der Mozzarella gewürfelt werden.

Dieser soll am Schluss zum Hähnchen und Gemüse gegeben werden, sodass er etwas schmilzt und das Ganze verbindet. Dies alles nun in die Paprikaschoten füllen und in einer Auflaufform für zwanzig Minuten bei 200 Grad Unter- und Oberhitze im Backofen auf der mittleren Schiene backen. Fertig und lecker. Einfach und leicht.

3. Linsen-Falafel mit Kräuterquark

Hülsenfrüchte wie Linsen eignen sich für die 5:2-Methode hervorragend als sättigende Grundlage. Sie enthalten viele Nährstoffe, die der Köper braucht und die darin enthaltenen Ballaststoffe halten lange satt.

Für zwei Portionen benötigt man etwas Butter (Margarine ist natürlich fettarmer, aber nicht gesünder), 125 Gramm rote Linsen (eine Nacht zuvor in Wasser einweichen), 250 Milliliter Wasser, einen Gemüsebrühwürfel (es sei denn man hat zufällig selbstgemachte Gemüsebrühe zur Hand), eine Zwiebel, ein Ei, zwei Knoblauchzehen, 3 Esslöffel frische Petersilie, ein Esslöffel frischer Koriander (muss aber nicht sein, wenn man keinen Koriander mag), zwei Esslöffel Mehl, ein Teelöffel Paprikapulver und einen Teelöffel gemahlenen Kreuzkümmel, Salz und Pfeffer, 200 Gramm Quark und frische Kräuter nach Belieben sowie etwas Zitronensaft.

Eine Portion hat in etwa 230 Kalorien.

Die Gesamtzeit der Zubereitung beträgt in etwa 45 Minuten, 15 Minuten für die Vorbereitungen und 30 Minuten Kochzeit. Zuerst müssen die Linsen in Butter geschwenkt und angeschwitzt werden. Danach 250 Milliliter Wasser und den Gemüsebrühwürfel dazugeben. Das Ganze dann bei mittlerer Hitze 20 Minuten zugedeckt vor sich hin köcheln lassen. In der Zwischenzeit können schon die Zwiebeln geschält und in Würfel geschnitten sowie die Petersilie und der Koriander gehackt werden. Sind nach 20 Minuten die Linsen noch nicht zerfallen, bitte kurz pürieren. Das Ganze dann abkühlen lassen. Die Zwiebel, die frischen gehackten Kräuter, die Gewürze sowie Salz und Pfeffer ebenfalls dazugeben. Danach kleine Küchlein aus der Masse formen. Anschließend die Küchlein in der Pfanne mit etwas Olivenöl von jeder Seite circa zwei Minuten braten. Voilà - fertig. Einen Dip kann man sich schnell aus etwas Quark mit Zitronensaft und frischen Kräutern, je nach Belieben, zusammenmischen. Und fertig ist ein sommerliches und leichtes vegetarisches Gericht.

4. Vegetarische Moussaka

Die vegetarische Moussaka ist perfekt für ein Mittagessen an Fastentagen. Sie enthält eine gute Mischung aus komplexen Kohlenhydraten, Eiweiß und Fett. Mit insgesamt 400 Kalorien pro Portion ist sie wunderbar im Limit.

Für zwei Portionen benötigt man 500 Gramm Auberginen, 500 Gramm Zucchini, 50 Gramm Kartoffeln, eine Zwiebel, eine Knoblauchzehe, 200 Gramm Tomaten, 200 Milliliter Gemüsebrühe oder aber Gemüsefond, zwei Teelöffel Öl (Raps-, Oliven-, oder Sonnenblumenöl), ein leicht gehäufter Esslöffel Mehl, 100 Milliliter Milch (am besten die fettarme Variante), Salz, Pfeffer, Zimt, ein Ei, ein Esslöffel vollfettes Sojamehl und 2 bis 3 Teelöffel getrockneten Thymian.

Der erste Schritt ist, die Auberginen und die Zucchini zu waschen. Anschließend die Hälfte der Zucchini in Scheiben schneiden, die restliche Zucchini sowie die Auberginen in Würfel schneiden. Die Kartoffeln müssen geschält und daraufhin auch in Scheiben geschnitten werden. Als Zweites bitte die Zwiebel und den Knoblauch abziehen. Die Zwiebel in Streifen und den Knoblauch in Scheibchen schneiden. Ist das alles vorbereitet, sollte die Gemüsebrühe oder der Fond aufgekocht werden. Das Gemüse hineingeben und circa zehn Minuten köcheln lassen, sodass das Gemüse weicher wird. Anschließend das Gemüse abgießen, aber Vorsicht, bitte die Brühe nicht wegschütten, sondern auffangen. In einem Topf dann das Öl erhitzen, das Mehl dazugeben und mit einem Schneebesen unterrühren, sodass eine Mehlschwitze entsteht. Die Milch hinzugeben und unter Rühren aufkochen lassen.

Des Weiteren die Gemüsebrühe dazugeben und wieder aufkochen lassen. Dies sollte einige Minuten köcheln. Im Anschluss mit Salz, Pfeffer und Zimt abschmecken und das Ei sowie das Sojamehl unterrühren. Zum Schluss das ganze Gemüse abwechselnd in eine Auflaufform schichten und mit Salz, Thymian und Pfeffer würzen. Dann kommt die Sauce darüber. Als Abschluss die Tomaten- und Zucchinischeiben (von der ursprünglichen Hälfte) ziegelartig darüber verteilen. Das Ganze im Backofen (dieser sollte vorgeheizt sein) bei 200 Grad etwa 25 Minuten lang backen.

5. Basis-Müsli mit Nüssen

Das Basis-Müsli bildet einen guten Start in einen Fastentag. Kombiniert mit Joghurt, Quark oder frischen Früchten enthält es alles, was der Körper für den Tag so braucht und hält zudem durch die vielen Ballaststoffe lange satt. Dieses Müsli kann aber auch an den anderen Tagen gegessen werden und gehört zu einer ausgewogenen Ernährung dazu.

Eine Portion ist schnell zubereitet und enthält nur 189 Kalorien. Theoretisch kann das Müsli somit auch noch einmal am Nachmittag gegessen werden. Man überschreitet nicht die begrenzte Kalorienanzahl. Wenn es einmal vorbereitet wurde, ist es länger haltbar und kann überall mithingenommen werden. Ideal auch für die Arbeit.

Benötigt werden für zwanzig Portionen 700 Gramm gemischte Getreideflocken, also Haferflocken, Gerste-, Weizen-, Dinkel- oder Mehrkornflocken. Des Weiteren braucht man 150 Gramm Weizenkleie, 100 Gramm geschroteten Leinsamen, 50 Gramm Inulin[2], 100 Gramm geröstete Sojakerne und 50 Gramm Haselnüsse (andere Nüsse sind aber auch fein).

Die Getreideflocken müssen als Erstes mit der Weizenkleie, dem Leinsamen und dem Inulin gemischt werden. Die Sojakerne und die Nüsse sollten grob gehackt werden, um sie dann auch unterzumischen. Das Ganze kann nun als Basis gelagert werden. In diesem Zusammenhang ist es ratsam, es gut zu verschließen und dunkel aufzubewahren. So gehen die Nährstoffe nicht verloren. Die Zubereitung einer Portion des Müslis benötigt dann die Beimischung von etwas Wasser, um es kurz einzuweichen. Dies kann aber auch über Nacht im Kühlschrank erfolgen. Bitte wiegen Sie die Portion vor dem Verzehr ab und füllen sie es in ein geeignetes Schälchen, das

---

[2] Inulin ist ein pflanzlicher Ballaststoff. Es gehört zu den Präbiotika, also hilft es dem Verdauungstrakt, dem Darm, Nährstoffe abzubauen. Es ist in Reformhäusern oder im Online-Handel erhältlich.

dann im Anschluss als Ihr eigener Messbecher fungiert. Um das Müsli dann zu verzehren, können Sie es noch mit fettarmer Milch, etwas Joghurt oder Quark und frischen Früchten zubereiten. Und das war's: Sie haben ein gesundes und selbstgemachtes Frühstück.

6. Schoko-Quarktorte

Auf dem Menüplan der Fastentage sollte etwas Süßes auch nicht fehlen. So fällt einem das Fasten doch gleich viel leichter. Ein Stück dieser Torte enthält nur 81 Kalorien. Das ist super für einen Snack zwischendurch.

Für eine Torte mit 12 Stücken benötigen Sie ein mittelgroßes Ei, etwas Salz und 40 Gramm Zucker, 15 Gramm Mehl, 15 Gramm Speisestärke, 10 Gramm Kakaopulver, eine Messerspitze Backpulver, 250 Gramm Erdbeeren, 100 Milliliter Mineralwasser, 250 Gramm Magerquark, ein Beutel Vanillepulver, 1 Beutel Vanillezucker, etwas flüssigen Süßstoff oder etwas Stevia, 30 Gramm Zartbitterschokolade und etwas Fett für die Backform.

Zunächst muss das Eiweiß vom Eigelb getrennt werden. Das Eiweiß mit einer Prise Salz im Anschluss steif schlagen. Das Eigelb soll mit drei Esslöffeln Wasser und Zucker cremig geschlagen werden. Dann den Eischnee darauf geben. Mehl, Stärke, Kakaopulver und Backpulver vermengen und dazugeben. Alles locker unterheben, nicht rühren. Der fertige Teig muss dann in die gefettete Form (am besten eine Backform für eine Obsttorte oder Tarte) gefüllt werden. Den Teig in der Form in dem vorgeheizten Backofen bei 200 Grad circa 12 bis 15 Minuten backen. Dann den Boden, wenn er fertig ist, aus dem Ofen herausnehmen und abkühlen lassen. Den Boden von der Form lösen und auf ein Kuchengitter legen.

Im zweiten Schritt die Erdbeeren waschen, trocken tupfen und das Grün entfernen. Eine Hälfte sollte in dünne Scheiben geschnitten und die andere Hälfte grob gewürfelt werden. Die Erdbeerwürfel und das Mineralwasser müssen Sie in ein hohes Gefäß geben und anschließend mit einem Stabmixer pürieren. Der Quark, das Vanillepulver und der Vanillezucker müssen mit einem Schneebesen mit der Erdbeersoße vermischt werden. Je nach Geschmack können Sie hier mit Süßstoff nachsüßen, falls es Ihnen noch zu bitter schmeckt. Die Quarkcreme kann dann auf dem Tortenboden verteilt und mit Erdbeerscheiben garniert werden. Zunächst noch in den Kühlschrank stellen und vor dem Servieren dann mit etwas Schokoladenraspeln verzieren.

7. Müsli-Riegel mit Rosinen

Müsli-Riegel sind wunderbare kleine Helfer für den Hunger zwischendurch. Sie machen schnell satt und halten aufgrund ihrer ballaststoffreichen Zutaten lange vor. Lecker sind sie auch noch und definitiv nicht langweilig. Der ideale Snack für zwischendurch mit wenigen Kalorien. Zudem lassen sie sich gut vorbereiten und aufbewahren. Den Snack kann man also gut und einfach überall mit hinnehmen, einfach in die Tasche stecken und dann bei Hunger genießen. Wenn man die Riegel selbst zubereitet, kann man die Inhaltsstoffe gut kontrollieren und je nach eigenen Bedürfnissen anpassen.

Ein Riegel enthält eine gute Mischung aus Eiweiß, Fett und Kohlenhydraten. Die Kalorienanzahl liegt bei 186 Kalorien pro Riegel.

Was benötigen Sie nun für die Zubereitung von zwölf Riegeln? 200 Gramm Magerquark, 50 Gramm Zucker, 200 Gramm Fruchtaufstrich (mit Geschmacksrichtung Kirsch, Erdbeere, Aprikose oder was Sie sonst noch so mögen. Es kann auch eine zuckerfreie Marmelade sein.), 100 Gramm Mehl, 50 Gramm fettarmes Sojamehl, 150 Gramm Getreideflocken (Hafer, Gerste, Dinkel, es gibt viele Möglichkeiten), 25 Gramm Inulin, 25 Gramm Molkepulver, 100 Gramm Rosinen (Andere getrocknete Früchte, wie Aprikosen, können stattdessen oder zusätzlich auch lecker sein.), 30 Gramm dunkle Kuchenglasur.

Mischen Sie zunächst den Quark mit dem Zucker und dem Fruchtaufstrich und rühren es um. Hinzu kommen dann das Inulin, das Mehl, das Molkepulver, das Sojamehl und die Getreideflocken. Das Ganze bitte rühren und zu einer Masse verarbeiten. Zum Schluss kommen noch die Rosinen in den Teig. Im zweiten Schritt ein Backblech mit einem Backpapier belegen und den Teig gleichmäßig zu einer glatten Fläche von 24 x 30 cm verteilen. Heizen Sie den

Backofen auf 180 Grad vor und schieben Sie dann bei erlangter Hitze das Backblech mit dem Teig in den Ofen. Nach 25 bis 30 Minuten dürften die noch in einem Stück bestehenden Riegel fertig sein. Die gebackene Masse muss nun noch heiß in zwölf Riegel geschnitten werden. Danach müssen die frischen Müsliriegel abkühlen. Zum Schluss schmelzen Sie die Kuchenglasur, wie es in der Packungsbeilage beschrieben ist, im heißen Wasserbad. Die Glasur im flüssigen Zustand über die Riegel verteilen, so wie man es gern hat, entweder in dünnen Streifen, in Pünktchen-Form oder im Ganzen. Die Glasur muss nun trocknen. Danach können Sie die Riegel in einem verschließbaren Behältnis aufbewahren und je nach Lust und Laune genießen.

8. Ratatouille mit Schinken

Mit diesem Gericht können Sie an den Fastentagen absolut nichts falsch machen. Es ist lecker, sehr leicht und gesund. Das Grandiose ist, das Gericht schmeckt nicht nur an den Fastentagen, sondern auch an allen anderen Tagen, an denen man sich leicht und gesund ernähren will. Verarbeitetes frisches Gemüse tut dem Körper immer gut.

Eine Portion enthält nur 246 Kalorien, also können Sie an Fastentagen gut zwei Portionen essen.

Sie benötigen für die Zubereitung von zwei Portionen eine große Paprikaschote, 300 Gramm Zucchini und 300 Gramm Auberginen, eine Zwiebel und drei Knoblauchzehen (die sind gut für den Geschmack), je ein bis zwei Zweige Rosmarin und Thymian (frische Kräuter unterstützen den Geschmack), einen Esslöffel Olivenöl, eine Dose Tomaten (in etwa 400 Gramm Füllgewicht), Salz und Pfeffer (ganz klar), 150 Gramm Parmaschinken sowie sechs bis acht Basilikumblätter.

Als Erstes waschen Sie bitte das Gemüse und entfernen das, was Sie nicht verarbeiten möchten. Schneiden Sie das Gemüse in Würfel. Danach schälen Sie die Zwiebel und die Knoblauchzehen. Schneiden Sie den Knoblauch in Scheiben und die Zwiebel in Würfel oder Spalten. Waschen Sie dann im nächsten Schritt die Kräuter und trocknen diese ab. Nun kann das Kochen beginnen. In einer heißen

Pfanne mit Olivenöl muss zunächst die Zwiebel angedünstet werden, bis sie glasig ist. Dies dauert circa zwei Minuten. Geben Sie im Anschluss das Gemüse, den Knoblauch, die Tomaten und die Kräuter dazu. Das Ganze muss nun bei geschlossenem Deckel etwa acht bis zehn Minuten köcheln und garen. Danach können Sie es mit Salz und Pfeffer würzen und abschmecken. Das Ratatouille können Sie auf einem Teller anrichten und mit dem Parmaschinken garnieren. Zum Schluss mit den gezupften Basilikumblättern bestreuen. Fertig. Schnell zubereitet, leicht, gut zum Mitnehmen und praktisch zum Vorbereiten.

9. Gulasch mit Kraut

Manchmal muss es eben auch etwas Fleisch und durchaus deftiger sein. Dieses Gericht enthält pro Portion jeweils 35 Gramm Eiweiß und Kohlenhydrate und 11 Gramm Fett. Mit 390 Kalorien pro Portion bleibt es unter der Grenze von 500 Kalorien an Fastentagen.

Für die Zubereitung von zwei Portionen braucht man eine Dose Sauerkraut (in etwa 580 Milliliter, sollte man aber genügend Zeit und Muße haben, kann das Sauerkraut auch selbst eingelegt werden - dies braucht jedoch Vorlaufzeit), 500 Gramm Kartoffeln[3], eine Zwiebel, 200 Gramm Schweinefilet, einen Esslöffel Rapsöl, Salz, Pfeffer und Paprikapulver (Eine Prise Cayennepfeffer kann noch etwas Schärfe verleihen und Schärfe regt den Stoffwechsel an.), einen halben Liter Gemüsebrühe, ein bis zwei Teelöffel Kümmel (wenn man Kümmel mag), 50 Gramm saure Sahne (leichte Crème fraîche geht auch), einen Teelöffel Mehl und ein halbes Bund Petersilie.

Zunächst geben Sie das Sauerkraut aus der Dose in ein Sieb, lockern es etwas mit einer Gabel auf und lassen es abtropfen. Die

---

[3] Entgegen ihrem Ruf sind Kartoffeln recht gesund und gut zum Abnehmen. Sie sind zwar auch kohlenhydratreich, aber sind natürlich, das heißt nicht wie Pasta vorverarbeitet, daher als Quelle für Energie gut zu verkochen.

Flüssigkeit benötigen Sie nicht mehr. Danach sollte es noch grob gehackt werden. Im Anschluss müssen die Kartoffeln geschält und in Würfel geschnitten werden. Auch die Zwiebel muss abgezogen und dann in Würfel geschnitten werden. Anschließend das Schweinefleisch in Streifen (Größe wie man mag) schneiden und in dem Öl von allen Seiten scharf anbraten, circa drei Minuten lang. Das Fleisch mit Salz, Pfeffer, Paprikapulver und Cayennepfeffer würzen. Hat man das erledigt, muss das Fleisch aus der Pfanne genommen werden. Nun kann es beiseitegestellt werden und warten. Das Fett in der Pfanne müssen Sie aber nicht entfernen, denn darin müssen Sie nun die Kartoffel- und Zwiebelwürfel glasig andünsten. Das Sauerkraut und die Brühe hinzugeben und mit Kümmel und Paprikapulver abschmecken.

Das Ganze muss nun zugedeckt bei schwacher Hitze etwa zwanzig Minuten vor sich hin garen. Ab und an einmal umrühren. Die saure Sahne muss dann mit dem Mehl vermengt werden und nach den zwanzig Minuten in die Gemüse- Krautmischung mit einem Kochlöffel eingerührt werden. Alles sollte einmal aufkochen. Danach das Fleisch hinzugeben und alles erwärmen. In der Zwischenzeit können Sie die Petersilie waschen, trocken schütteln und hacken, am besten möglichst fein. Zum Schluss müssen Sie das Gulasch nur noch einmal abschmecken und so schärfen und würzen, wie Sie es am liebsten haben. Nun können Sie alles auf einen Teller geben, mit der Petersilie bestreuen und servieren.

10. Salatsauce ohne Fett

Will man sich gesund ernähren und abnehmen, ist Salat immer die erste Wahl für ein Essen, denn man denkt, Salat sei kalorienarm und ein gutes Diätessen. Das stimmt auch. Bei den Salatzutaten hört es jedoch meist bei der Sauce auf. Die Sauce macht den Salat oft zu einem fetten und kalorienreichen Gericht. Daher ist es hilfreich ein Rezept zu kennen, das sehr fettarm ist und bei dem man zulangen kann, ohne große Gedanken verschwenden zu müssen.

Diese Sauce enthält null Gramm Fett und nur dreizehn Kalorien pro Portion. Viel benötigt man nicht und schnell vorbereitet ist sie auch noch.

Man benötigt für acht Portionen eine Zwiebel und eine Knoblauchzehe, 400 Milliliter Gemüsebrühe oder Gemüsefond (Machen Sie dies selbst, können Sie die Inhaltsstoffe besser kontrollieren.), zwei Teelöffel Speisestärke, drei bis vier Esslöffel Essig und einen Teelöffel Tomatenmark (Um zu variieren, können Sie hier auch Senf oder Paprikamark verwenden.), Salz und Pfeffer, etwas Honig oder Süßstoff. Wollen Sie einen etwas anderen Geschmack erzielen, können Sie frische Kräuter, Kapern oder getrocknete Tomaten ergänzen. Auch beim Essig gibt es eine große Vielfalt, aus denen Sie wählen können. Alternativ können Sie sich für Limettensaft entscheiden. Dieser funktioniert auch sehr gut als Säurelieferant. Lassen Sie einfach Ihre Fantasie spielen.

Ziehen Sie zunächst die Zwiebel und die Knoblauchzehe ab und würfeln Sie beides sehr fein. Erhitzen Sie den Gemüsefond bzw. die Brühe mit den Zwiebelwürfeln und lassen Sie dies kurz aufkochen. In einem Zwischenschritt verrühren Sie die Speisestärke mit etwas Wasser. Das Ganze muss glattgerührt werden. Rühren Sie dies in die Brühe mit ein und lassen Sie nun alles aufkochen. Anschließend muss die Brühe abkühlen und mit Essig, Tomatenmark, Salz, Pfeffer und etwas Honig oder Süßstoff vermengt werden. Wenn Sie die Sauce aufbewahren wollen, füllen Sie sie in ein verschließbares Glas. Im Kühlschrank kann sie dann etwa eine Woche aufbewahrt und immer wieder verwendet werden. Natürlich bitte vor dem Verwenden gut schütteln.

11. Gemüsebrühe als Fastentrunk

Ideal ist die Gemüsebrühe für die Fastentage, besonders wenn Sie gar nichts in fester Form zu sich nehmen wollen, noch nicht einmal die 500 Kalorien. Eine Portion enthält nur 20 Kalorien.

Dünsten Sie hierfür 200 Gramm braune Champignons in einem großen Topf in einem Esslöffel Olivenöl an. Geben Sie nun zu den Pilzen ein Bund fein gewürfeltes Suppengemüse (ca. 500 Gramm), 200 Gramm gehackte Tomaten, eine gewürfelte Zwiebel, eine Knoblauchzehe, vier Petersilienstiele, drei Pimentkörner, einen halben Teelöffel schwarze Pfefferkörner, einen Esslöffel getrocknete italienische Kräuter und zwei Lorbeerblätter hinzu. Das Gemüse muss nun mit 3 bis 3,5 Litern Wasser bedeckt und im offenen Topf aufgekocht werden. Danach muss das Ganze bei mittlerer Hitze circa 50 Minuten köcheln. Zum Schluss sieben Sie die Gemüsebrühe durch ein feines Sieb und drücken die Gemüsereste aus. Die Gemüsebrühe muss nun noch im offenen Topf auf die Hälfte einkochen. Das Ganze können Sie dann mit Salz abschmecken. In einem verschließbaren Glas hält die Brühe im Kühlschrank einige Tage.

DIE 16:8-METHODE

Die 16:8 Methode ist die wohl beliebteste und einfachste Form des Intervallfastens. Die Formel ist ähnlich einfach und schnell erläutert wie bei der 5:2 Methode.

Hierbei ist es erlaubt, dem Körper acht Stunden Nahrung zuzuführen, 16 Stunden hingegen sollte gefastet werden. Das heißt in diesen 16 Stunden darf der Fastende nur Getränke ohne Kalorien zu sich nehmen. Hier gibt es natürlich nicht viele Möglichkeiten außer Wasser, ungesüßten Tee und in Maßen schwarzen Kaffee. Wer zum Beispiel um neun Uhr frühstückt, darf ab 17 Uhr nichts mehr essen. Oder wer ab 12 Uhr erst etwas isst, hat bis 20 Uhr Zeit, bevor er wieder eine Pause einlegt. So fastet der Körper innerhalb eines nur kurzen Zeitraums. Wer sich für das 16:8-Fasten mit Beginn am Morgen entscheidet und so abends nichts mehr isst, kann einen weiteren positiven Effekt erzielen. Das Verdauen des Essens im Körper wird nicht in der Nacht während des Schlafens durchgeführt, wodurch eine höhere Schlafqualität erzielt wird.

Zwischen den Mahlzeiten sollten vier Stunden liegen. Das hilft dem Körper, sich an die Umstellungen zu gewöhnen und den Stoffwechsel einzustellen. In den Pausen sollte man wenigstens auf Kohlenhydrate wie Knäckebrot oder gar einem Plätzchen zurückgreifen, denn die Kohlenhydrate werden vom Körper direkt in Zucker abgebaut und so gespeichert. Der Blutzuckerspiegel steigt sofort und das ausgeschüttete Insulin unterbricht den Abbau von Fett. Dies jedoch ist das Ziel des Fastens. Heißhungerattacken können die Folge sein und diese gefährden das Durchhalten enorm. So sind die Erfolge eher garantiert.

Zwei **Beispielpläne** für eine Woche, in der man von 12 bis 20 Uhr und von 9 bis 17 Uhr Nahrung aufnimmt, könnte folgendermaßen aussehen. Bitte bedenken Sie: Es sind hier nur Anregungen und keine Vorgaben.

Erster Übersichtsplan mit Nahrungsaufnahme von 12 bis 20 Uhr:

	Frühstück	Mittagessen	Snacks	Abendessen
Montag	Fällt aus, nur schwarzer Kaffee, Wasser oder ungesüßter Tee erlaubt	Ein gemischter Salat mit Avocado, Tomate und Hühnchen, selbstgemachtes Dressing aus etwas Öl und Essig mit Senf, Salz und Pfeffer	Wassermelone oder ein Apfel (sind immer super als Snacks, je nach Saison)	Rührei mit frischen Kräutern, Tomate und Schnittlauch
Dienstag	Fällt aus, nur schwarzer Kaffee, Wasser oder ungesüßter Tee erlaubt	Gemüse-Reis-Pfanne mit Paprika, Zucchini, Aubergine, evtl. etwas Frischkäse und frischen Kräutern	Fettarmer Quark mit etwas Mineralwasser fluffig gemacht und mit Heidelbeeren oder Himbeeren vermischt	Vollkornbrot mit selbstgemachter Avocado-Creme und frischen, kleinen Tomaten

Mittwoch	Fällt aus, nur schwarzer Kaffee, Wasser oder ungesüßter Tee erlaubt	Vollkornnudeln mit einer selbstgemachten Tomaten-Paprika-Sauce	Zwei gekochte Eier und eine Handvoll Beeren oder ein Stück Zartbitter-Schokolade	Haferflockenporridge mit etwas Zimt
Donnerstag	Fällt aus, nur schwarzer Kaffee, Wasser oder ungesüßter Tee erlaubt	Frische Pellkartoffeln mit einem Kräuterquark	Naturjoghurt mit frischen Früchten wie Banane, einem Apfel oder Granatapfelkernen	Knäckebrot mit Frischkäse, Avocado und Tomate
Freitag	Fällt aus, nur schwarzer Kaffee, Wasser oder ungesüßter Tee erlaubt	Lachsfilet im Backofen mit Zitrone und frischen Kräutern gegart, dazu mediterranes Gemüse aus dem Ofen (Zucchini, Oliven, Auberginen mit Fetakäse)	Eine Handvoll Nüsse und eine Handvoll Beeren oder ein Stück Zartbitter-Schokolade	Frischer Naturjoghurt mit etwas fettarmem Quark, Honig, etwas Haferflocken und Nüssen, dazu Beeren oder eine Banane

Samstag	Fällt aus, nur schwarzer Kaffee, Wasser oder ungesüßter Tee erlaubt	Selbstgemachter Flammkuchen (hier anstelle von weißem Mehl Vollkorn- oder Dinkelmehl verwenden) mit Zucchinischeiben und etwas Mozzarella	Eine Banane oder ein paar Trauben, getrocknete Früchte gehen auch, davon nur nicht zu viele, sie enthalten viel Fruchtzucker	Fladenbrot mit etwas Hummus und in Olivenöl gebratenem Gemüse wie Zucchini, Aubergine oder Tomaten
Sonntag	Fällt aus, nur schwarzer Kaffee, Wasser oder ungesüßter Tee erlaubt	Rinderfilet mit Speckbohnen und etwas Süßkartoffel	Paprikaschnitzel und Tomaten	Omelette mit frischen Champignons und Kräutern

Zweiter Übersichtsplan mit Nahrungsaufnahme von 9 bis 17 Uhr:

	Frühstück	Mittagessen	Snacks	Abendessen
Montag	Beeren-Smoothie mit Espresso	Tomate und Mozzarella mit etwas Olivenöl und Basilikum (ein bisschen Brot wie Ciabatta oder Baguette ist möglich, sollte aber nicht zu viel sein, lieber etwas mit Vollkorn wie getoastetes Roggenbrot)	Nüsse wie Mandeln oder ein Stück Zartbitter-Schokolade	Fällt aus, nur schwarzer Kaffee, Wasser oder ungesüßter Tee erlaubt
Dienstag	Hüttenkäse mit Mandeln und frischen Beeren wie zum Beispiel Himbeeren, Brombeeren oder Heidelbeeren	Gebratenes Hähnchenbrustfilet mit selbstgemachtem grünem Pesto und mediterranem Gemüse (Zucchini, Tomaten und/ oder Auberginen)	Joghurt mit frischen Erdbeeren oder Himbeeren, etwas Honig, Haferflocken gehen auch dazu zum Sättigen	Fällt aus, nur schwarzer Kaffee, Wasser oder ungesüßter Tee erlaubt

Mittwoch	Erdbeer-Bananen-Kiwi-Smoothie mit Joghurt oder etwas Milch	Lachstatar mit etwas Avocado und Ciabatta	Ein Glas Buttermilch, dazu geht auch frisches Obst oder die Buttermilch mit etwas Zitronensaft und Honig aufpimpen	Fällt aus, nur schwarzer Kaffee, Wasser oder ungesüßter Tee erlaubt
Donnerstag	Knäckebrot mit Frischkäse und Avocado, dazu ein paar Cocktailtomaten	Mediterraner Gemüseauflauf mit Zucchini, Auberginen, Paprika, Tomaten und Feta	Etwas Ananas und etwas Mango geschnitten, wenn nötig mit Honig süßen	Fällt aus, nur schwarzer Kaffee, Wasser oder ungesüßter Tee erlaubt
Freitag	Joghurt-Matcha-Smoothie	Glasnudelsalat mit marinierter Hähnchenbrust und Tofu	Ein hartgekochtes Ei und frische Cocktailtomaten	Fällt aus, nur schwarzer Kaffee, Wasser oder ungesüßter Tee erlaubt
Samstag	Frischer Magerquark mit Heidelbeeren, Brombeeren, Himbeeren oder Banane, etwas Ahornsi-	Sommerlasagne mit Rucola, Lasagneblättern, Tomaten, Ricotta und Pinienkernen	Eine Grapefruit mit etwas Honig	Fällt aus, nur schwarzer Kaffee, Wasser oder ungesüßter Tee erlaubt

	rup oder Honig zum Süßen			
Sonntag	Shake aus frischer Vollmilch, Erdbeeren, Banane oder Mango mit Kiwi	Rinderfiletsteaks mit Backofenkartoffeln, dazu Kräuterquark und frischer Blattsalat mit Tomaten und Gurken	Ein Apfel, eine Birne oder sonstiges Obst (oder ein Stück Zartbitter- Schokolade)	Fällt aus, nur schwarzer Kaffee, Wasser oder ungesüßter Tee erlaubt

Hier sind nun drei **Rezeptideen** aufgeführt, die veranschaulichen können, welche Lebensmittel und welches Essen beim Intervallfasten von Vorteil sein können. Die Gerichte sind leicht sowie schnell und einfach zuzubereiten. Zudem lassen sie sich für die Arbeit oder unterwegs gut vorbereiten. Aber auch die Rezeptideen der 5:2-Methode können hier Verwendung finden. So sollte das gewünschte Gewichtsziel erreicht werden.

1. Porridgebowl mit frischem Obst

Zum Frühstück eignen sich die gerade beliebten Porridgebowls sehr gut. Sie sind nahrhaft, machen satt und enthalten alle wichtigen Stoffe, die der Körper braucht. Das Grundrezept ist denkbar einfach, denn es benötigt nur eine Hafergrütze, die mit verschiedenen leckeren Obstsorten getoppt werden kann.

Für die Zubereitung benötigt man frische oder tiefgekühlte Heidelbeeren und frische oder tiefgekühlte Erdbeeren (so viele wie man möchte, aber 100 Gramm tun es auch), 500 Milliliter Hafer- oder Mandelmilch (Kuhmilch geht natürlich auch.), gut 100 Gramm oder sieben Esslöffel Haferflocken, eine Prise Salz (Das ist sehr wichtig für den Geschmack.), etwas Vanillezucker (bei Bedarf), eine Banane (Wenn diese reifer ist, kann man durchaus den Zucker sparen.), eine Birne, etwas Ahornsirup (Der Sirup muss nicht sein, verleiht allerdings einen wunderbaren Geschmack.) und einen Teelöffel Zimt.

Die Zubereitung dauert für zwei Portionen rund 20 Minuten. Das ist jedoch nicht in Stein gemeißelt.

Sofern Sie tiefgekühlte Heidelbeeren und Erdbeeren genommen haben, müssen Sie diese zunächst auftauen lassen. Die Milch muss mit den Haferflocken gemischt werden, dann das Salz und eventuell den Vanillezucker dazugeben. Daraufhin das Ganze aufkochen lassen. Nur Vorsicht: Milch kocht bekanntlich leicht über. Danach sollten die Haferflocken rund fünf Minuten bei leichter Hitze aufquellen, das Rühren nicht vergessen. Zum Schluss noch etwas Zimt untermischen. Anschließend die frischen Erdbeeren waschen und in Viertel schneiden. Auch die Birne muss gewaschen und in Scheiben geschnitten werden. Die Banane sollte geschält (Die Schale ist ungenießbar.) und auch in Scheiben geschnitten werden. Geben Sie nun die Früchte auf den Porridge und fügen ein wenig Ahornsirup dazu.

2. Hummus mit Pita Brot

Als Snack ist Hummus immer zu empfehlen. Er kann zusammen mit frischem Gemüse oder etwas Brot wie Pita, Fladenbrot oder Baguette gegessen werden. Hummus ist ein Püree aus Kichererbsen und darf unter keinen Umständen mit Humus (nur ein m in der Mitte) verwechselt werden. Dies ist nämlich ein fruchtbarer Boden, der eher nicht gegessen werden sollte. Die Zubereitung des Grundrezepts braucht nur wenige Zutaten und ist recht simpel und schnell gemacht.

Hummus lässt sich über einen guten Zeitraum im Kühlschrank aufbewahren und somit lässt sich der Snack auch gut mit zur Arbeit nehmen. Man kann ihn hervorragend vorbereiten. Das Kichererbsen-Püree zieht allerdings auch etwas nach und schmeckt später dann noch intensiver.

Für dieses Rezept benötigt man für vier Portionen zwei Dosen Kichererbsen, das sind ca. 400 Gramm Gesamtmenge, vier Esslöffel Tahini, das ist eine Sesampaste und mittlerweile in gut bestückten Supermärkten erhältlich, sechs Esslöffel Olivenöl, zwei Teelöffel ganz fein abgeriebene Zitronenschale (bitte Bio-Zitronen verwenden), drei Esslöffel Zitronensaft und zwei Knoblauchzehen. Um das Ganze etwas aufzupeppen und dem Hummus Würze zu verleihen, kann ein Teelöffel Kreuzkümmel dazugegeben werden. Salz und Pfeffer müssen aber unbedingt sein. Eventuell sind auch Petersilie, Chiliflocken und/ oder scharfes Paprikapulver möglich.

Tahini ist, wie bereits erwähnt, eine Paste aus Sesam. Es gibt diese Paste aus geschälten oder ungeschälten Sesamsamen. Die ungeschälte Pasten-Variante ist etwas dunkler und schmeckt auch kräftiger und herber. Hier kann man dann je nach Geschmack wählen. Zum ersten Mal der Zubereitung empfiehlt sich aber sicherlich die Variante aus geschälten Sesamsamen. Sie können auch anstelle der Kichererbsen aus der Dose getrocknete Kichererbsen verwenden. Hier ist der Aufwand jedoch ein klein bisschen höher, denn man muss sie über Nacht einweichen lassen und dann 20 bis 40 Minuten weichkochen. In das Wasser zum Einweichen und zum Abkochen der Kichererbsen sollte man etwas Natron (jeweils einen halben Teelöffel) geben. Dieser bindet den in den Erbsen enthaltenen Zucker. Der Zucker kann nämlich unangenehme Blähungen verursachen. Zudem wird der Hummus dann noch etwas samtiger in der Konsistenz.

Zu Beginn die Kichererbsen abgießen und abtropfen lassen. Anschließend mit dem Zauberstab (dem Stabmixer) pürieren, aber bitte nicht zu fein pürieren. Danach Tahini, Zitronenschale, Zitronensaft, Olivenöl und die geschälten Knoblauchzehen dazugeben und nun alles durchpürieren, so fein, wie man es am liebsten hat. Die Masse dann mit Kreuzkümmel, Salz, Pfeffer und eventuell Paprikapulver und Chili würzen und abschmecken.

3. Erbsensuppe mit Joghurt und Minze

Diese Suppe ist sehr lecker, einfach und schnell zubereitet. Durch die Erbsen nimmt man Ballaststoffe und Nährstoffe zu sich, die der Körper braucht. Dieses Rezept eignet sich auch für alle Menschen, nicht nur für Fastende. Es ist ein fettarmes, gesundes und leichtes Gericht. In zwanzig Minuten sollte man mit der Zubereitung fertig sein.

Für zwei Portionen benötigt man 160 Gramm Joghurt (200 Gramm sind auch nicht dramatisch), 250 Gramm Tiefkühlerbsen, eine Kartoffel, eine Zwiebel und eine Knoblauchzehe, zwei Zweige Minze, 300 Milliliter Gemüsebrühe oder Gemüsesuppe (was man gerade zur Hand hat oder was einem besser schmeckt), einen Esslöffel Limettensaft, etwas Salz, etwas Pfeffer und einen Esslöffel Öl.

Als Erstes beginnt man damit, die Zwiebel und die Knoblauchzehe abzuziehen und in kleine Stücke zu schneiden. Im Anschluss sollte auch die Kartoffel geschält und in Würfel geschnitten werden. Alles in einen Topf mit etwas Öl (am besten Olivenöl) geben und anschwitzen. Sind die Zwiebelstücke glasig und die Kartoffel schon etwas weich, gibt man die Brühe oder Suppe hinzu. Anschließend kommen noch die Erbsen dazu. Das Ganze dann etwa sechs bis acht Minuten lang bei mittlerer Hitze köcheln lassen. Währenddessen sollten die Minzblätter von den Stiefeln gezupft werden. Danach werden diese in die Suppe gegeben und weitere drei bis fünf Minuten gegart. Ist alles gut weichgekocht, kann man mit einem Stabmixer das Ganze pürieren. Den Kochtopf kann man nun vom Herd nehmen. Anschließend den Joghurt dazugeben und unterrühren. Zum Schluss alles mit Pfeffer und Salz abschmecken. Fertig. Die Suppe kann auch gut im Kühlschrank aufbewahrt und später mitgenommen werden.

Dazu kann dann Baguette, Ciabatta oder geröstetes Vollkornbrot gereicht werden, muss aber nicht. Das hängt davon ab, ob man sich mit wenigen Kohlenhydraten ernähren möchte oder nicht.

4.   Dinkelpizza mit Thunfisch

Dinkelpizza enthält alles für ein nahrhaftes Essen, was der Körper braucht. Aufgrund des Dinkels hält die Pizza sehr lange satt. Thunfisch enthält gute Fette und ist gesund. Durch das Gemüse führt man dem Körper zudem weitere gute Nährstoffe und Vitamine zu. Die Pizza lässt sich gut vorbereiten und aufbewahren. Und der Teig geht so schnell und einfach, da braucht man gar keinen Fertigteig zu kaufen und zu verwenden.

Für circa zwölf Stücke, also ein ganzes Blech, braucht man 175 Gramm Mehl. Hier kann man auch die Vollkornvariante wählen. Zudem 175 Gramm Dinkelmehl, einen halben Teelöffel Salz, eine Prise Zucker, einen halben Würfel Hefe, also 20 Gramm, fünf Esslöffel Rapsöl, zwei Dosen Thunfisch Natur, das sind 140 Gramm Abtropfgewicht (Bitte achten Sie hier darauf, dass der Thunfisch nachhaltig gefischt wurde.), eine Dose Mais, zwei rote Zwiebeln, eine Dose Pizzatomaten (400 Gramm Füllmenge), etwas Pfeffer, italienische Kräuter (frisch oder getrocknet) sowie 100 Gramm geriebenen Käse (den, den Sie am liebsten mögen, die fettarme Variante ist sicherlich am besten).

Zunächst Mehl, Salz und Zucker in eine Schüssel füllen. Die Hefe muss zunächst in 200 Milliliter lauwarmem Wasser aufgelöst werden und dann mit dem Öl dem Mehl-Gemisch zugefügt werden. Das Ganze mit einem Knethaken eines Handmixers zu einem glatten Teig kneten und vermengen. Dieser Teig muss dann zugedeckt gehen. Wenn er sein Volumen verdoppelt hat, ist er fertig. Lassen Sie den Thunfisch und den Mais abtropfen und ziehen Sie die

Zwiebel ab. Diese muss dann in Ringe geschnitten werden. Rollen Sie im Anschluss den Teig auf einem Backblech aus. Verteilen Sie nun die Zutaten als Unterlage sozusagen auf dem Teig. Würzen Sie das Ganze mit den Kräutern, Salz und Pfeffer – die Menge können Sie danach richten, wie es Ihnen am besten schmeckt. Jetzt können Sie den Teig mit Mais, Thunfisch und Zwiebeln belegen. Abschließend mit Käse bestreuen und ab in den Ofen. Lassen Sie die Pizza im vorgeheizten Ofen bei 200 Grad auf der unteren Schiene circa 20 bis 25 Minuten backen. Fertig.

5.   Filetsteak auf mediterranem Gemüse

In diesem Gericht gibt es keine einfachen Kohlenhydrate, dadurch wird es gesund. Trotzdem ist es sehr lecker und macht satt. Es enthält 40 Gramm Eiweiß, 13 Gramm Fett und 27 Gramm Kohlenhydrate. Insgesamt enthält es 394 Kalorien.

Für die Zubereitung von zwei Portionen benötigen Sie drei Esslöffel Balsamessig, 30 Gramm Rosinen, 400 Gramm Zucchini, 400 Gramm Möhren, eine Zwiebel, eine Knoblauchzehe, vier Rinderfiletsteaks (circa 80 Gramm pro Stück), zwei Teelöffel Rapsöl, Salz und Pfeffer, einen Rosmarinzweig, 100 Milliliter Gemüsebrühe, etwas flüssiger Süßstoff und einen Esslöffel Pinienkerne.

In einer kleinen Schale die Rosinen im Balsamessig etwas aufweichen. Nun waschen Sie bitte die Zucchini und die Möhren. Beide müssen nun geschält werden. Anschließend Zucchini und Möhren in Scheiben schneiden. Die Knoblauchzehe und die Zwiebel müssen abgezogen und fein gewürfelt werden. Erhitzen Sie nun etwas Öl in einer Pfanne. Darin sollen die Steaks von beiden Seiten angebraten werden. Diese dann mit Salz und Pfeffer würzen. Nehmen Sie die Steaks aus der Pfanne und legen Sie sie auf einen feuerfesten Teller oder in eine feuerfeste Form. Die Steaks müssen nun in den vorgeheizten Backofen und bei 180 Grad circa sechs bis acht Minuten garen und ziehen. In der Pfanne, in der Sie die Steaks gebraten haben, dünsten Sie nun die Zwiebel, den Rosmarin, die Möhren und den Knoblauch an. Das Ganze muss etwa zehn Minuten zugedeckt köcheln. Dann die Zucchini dazugeben und weitere fünf

Minuten garen lassen. Im Anschluss müssen die Brühe und die eingeweichten Rosinen dazugegeben werden. Alles nun mit Salz, Pfeffer und dem Süßstoff abschmecken. Zum Schluss können Sie nun die Steaks und das Gemüse auf Tellern anrichten und mit Pinienkernen bestreuen.

6. Muffins mit Mandarinen

Auf Süßes darf und sollte man nicht komplett verzichten. Verbote steigern meist nur die Heißhungerattacken, psychologisch betrachtet. Daher benötigt man oft auch ein Rezept, dass es ermöglicht, einmal zu naschen. Man braucht etwas, das süß ist, dabei aber nicht zu sehr in die Kalorien geht. Die Muffins mit Mandarinen sind so ein einfaches und leichtes Rezept.

Ein Muffin enthält 5 Gramm Eiweiß, 3 Gramm Fett und 20 Gramm Kohlenhydrate. Er schlägt mit 133 Kalorien zu Buche.

Für die Zubereitung von 18 Stück, die man auch gut aufbewahren und über mehrere Tage essen kann, benötigen Sie zwei Eier, eine Prise Salz, eine Dose Mandarinen (Das ist viel einfacher, als sie zu schälen. Sie sind über das ganze Jahr in fast allen Supermärkten erhältlich.) mit 175 Gramm Abtropfgewicht, 100 Gramm Halbfettbutter, 80 Gramm braunen Zucker, einen Beutel Vanillezucker, 250 Gramm Magerquark, fünf Esslöffel Zitronensaft, 200 Gramm Mehl, 100 Gramm Haferflocken, eine Packung Backpulver und 25 Gramm Inulin.

Zunächst müssen Sie die Eier trennen, also Eiweiß und Eigelb separat in Schüsseln geben. Das Eiweiß muss nun mit der Prise Salz steif geschlagen werden. Anschließend stellen Sie es bitte kühl. Dann die Mandarinen durch ein Sieb abtropfen und in eine Schüssel geben. Die Halbfettbutter muss nun mit dem Zucker schaumig gerührt werden. Nun geben Sie nacheinander das Eigelb, den Magerquark und den Zitronensaft zu dem Butter-Zucker-Gemisch hinzu. Vermischen Sie nun das Mehl, die Haferflocken, das Backpulver und das Inulin miteinander. Alles gut verrühren. Geben Sie nun die Mandarinen und den Eischnee auf diesen Teig. Das Ganze muss mit einem Spatel vorsichtig untergehoben werden. Verteilen Sie den Teig nun in Muffin-Förmchen. Diese können aus

Papier oder Silikon sein. Die Muffins müssen nun im vorgeheizten Backofen bei 180 Grad circa 20 bis 25 Minuten gebacken werden. Zum Servieren können Sie die Muffins noch mit Haferflocken bestreuen, wenn Sie das möchten.

7.   Gelbes Linsen-Curry mit Gemüse

Dieses Curry ist ein veganes Gericht und sehr nahrhaft, lecker und einfach. Es wird zudem mit Kurkuma, einem ayurvedischen Gewürz, zubereitet. Dieses kurbelt die Verdauung an. Es benötigt nur 25 Minuten Zubereitungszeit und enthält pro Portion 390 Kalorien mit 25 Gramm Fett, 28 Gramm Kohlenhydraten und 13 Gramm Eiweiß.

Für zwei Portionen benötigen Sie einen halben Teelöffel Kreuzkümmel, einen Esslöffel Kokosöl (Butterschmalz tut es aber auch.), eine rote Zwiebel (ca. 60 Gramm), 80 Gramm Staudensellerie, einen Esslöffel Tomatenmark, einen Esslöffel mildes Currypulver, 500 Milliliter Gemüsebrühe, 60 Gramm rote Linsen (Masur Dal), ein Stück Zimtstange (ca. drei Zentimeter), einen halben Teelöffel gemahlenen Kurkuma, 150 Milliliter Kokosmilch, 100 Gramm Möhren, 100 Gramm Fenchel, einen Teelöffel Ahornsirup, einen Esslöffel Limettensaft, etwas Chilipulver oder Cayennepfeffer sowie etwas Salz.

Rösten Sie nun in einem Topf den Kreuzkümmel in dem Kokosöl kurz an. Würfeln Sie die Zwiebel, den Knoblauch und den Sellerie. Geben Sie diese Würfel mit dem Tomatenmark hinzu und braten Sie es unter Rühren bei mittlerer Hitze circa zwei bis drei Minuten an. Geben Sie nun das Curry, die heiße Gemüsebrühe, die Linsen, den Zimt, den Kurkuma und die Kokosmilch hinzu. Alles muss nun aufkochen. Würfeln Sie die Möhren und den Fenchel und geben Sie beides zu dem Ganzen dazu. Die Linsen und das Gemüse müssen nun etwa 10 bis 13 Minuten köcheln. Am Ende müssen Sie das Curry mit dem Ahornsirup, dem Limettensaft, dem Chili und dem Salz abschmecken. Das Ganze sollte pikant sein, um noch den Stoffwechsel etwas anzutreiben.

Ein Tipp: Wenn Sie keinen Fenchel mögen, können Sie diesen auch gut und gerne durch Blumenkohl ersetzen.

8. Green Bowl mit Romanesco

Romanesco sieht etwas aus wie eine Mischung aus Blumenkohl und Brokkoli, schmeckt hervorragend und sättigt auch sehr gut. Hier haben wir wieder eine beliebte und trendige Bowl, die verschiedene Zutaten zu einem Ganzen mischt.

Pro Portion haben wir 439 Kalorien, also etwas mehr als bei den übrigen Rezeptideen. Aber diese Bowl ist sehr gesund und macht auch sehr lange satt.

Für eine Portion müssen Sie zwei Kartoffeln kochen, anschließend pellen und in Spalten schneiden. Dann müssen Sie 150 Gramm Romanesco in Salzwasser circa drei bis fünf Minuten kochen, bis er etwas weicher ist. Schneiden Sie dann 50 Gramm Salatgurke klein und geben Sie diese Stücke mit gewaschenem und zerkleinertem Kopfsalat (etwa 50 Gramm) in eine Schüssel, auch Bowl genannt. Grillen Sie nun 100 Gramm Tofu, der in Scheiben geschnitten wurde, bei 150 Grad im Backofen circa 20 Minuten lang. Geben Sie den Tofu, den Romaneso sowie die Kartoffeln auf den Salat in die Bowl. Als Topping nehmen Sie Kräuterquark (Die Menge bestimmten Sie nach Ihren Vorlieben.) und 15 Gramm Kürbiskerne. Fertig. Gesund. Lecker. Frisch. Einfach.

9. Frikadellen vom Bärlauch mit Ricotta und Gouda

Manchmal muss es auch deftig sein und warum nicht einmal alternative Frikadellen machen, die lecker schmecken und gesund sind? Hiermit machen Sie nichts falsch. Jede Portion enthält 15 Gramm Protein, 7 Gramm Kohlenhydrate und 23 Gramm Fett. Pro Portion sind es 291 Kalorien.

Sie benötigen für zwei Portionen 2,5 Handvoll Bärlauchblätter, ein Ei, 150 Gramm Ziegenricotta, zwei Esslöffel gemahlenes trockenes Brot, zwei Esslöffel geriebenen Gouda, Muskatnuss (Menge je nach Geschmack), Salz, Pfeffer und Butterschmalz zum Braten.

Schneiden Sie zunächst den Bärlauch klein und lassen Sie ihn in einem Topf mit Wasser bedeckt etwas köcheln, bis er zusammengefallen ist. Verquirlen Sie nun das Ei mit dem Bärlauch. Ziegenricotta, gemahlenes Brot, Gouda und die Eier-Bärlauch-

Mischung müssen nun verrührt werden. Würzen Sie diese Mischung mit Salz, Pfeffer und Muskatnuss. Formen Sie aus der Masse Frikadellen und braten Sie diese anschließend, bis sie knusprig sind. Und fertig sind die Frikadellen auf andere Art.

10. Ein Müsli-Drink für den Morgen

Der Müsli-Drink eignet sich hervorragend für diejenigen, die frühstücken, aber nicht immer dasselbe essen oder trinken wollen. Der Drink ist schnell zubereitet und sättigt zugleich. Sie benötigen nur 5 Minuten. In jeder Portion sind 310 Kalorien enthalten mit 11 Gramm Fett und 37 Gramm Kohlenhydraten.

Für zwei Portionen brauchen Sie 300 Milliliter Buttermilch (die ist auch so sehr gesund), einen Esslöffel Walnussöl, 150 Gramm Tiefkühlbeeren (am besten eine Mischung, die Sie am liebsten mögen), einen Teelöffel Ahornsirup, 80 Gramm Basismüsli oder Beerenmüsli, zwei Esslöffel Leinsamen (geschrotet) sowie zuletzt einen Teelöffel gerösteten Sesam.

Zunächst müssen die Buttermilch, das Walnussöl, die Tiefkühlbeeren und der Ahornsirup püriert werden. Am besten tun Sie dies mit Hilfe eines Stabmixers. Sie müssen nun die eine Portion in ein Glas füllen und die zweite Portion in einen Aufbewahrungsbehälter. Geben Sie jetzt die Hälfte des Müslis, die Hälfte der Leinsamen und die Hälfte des Sesams auf Ihren Drink im Glas. Die andere Hälfte des genannten Toppings stellen Sie für die zweite Portion beiseite. Für später dann. Vor dem Trinken müssen Sie nun nur noch das Getränk mit den Toppings verrühren und voilà: Ein nahrhaftes Getränk zum Frühstück. Die zweite Portion eignet sich auch hervorragend zum Mitnehmen für die Arbeit oder unterwegs.

DIE STOPP-EAT-STOPP-METHODE, AUCH ALTERNIERENDES FASTEN GENANNT

Der Erfinder der Stopp-Eat-Stopp-Methode soll Brad Pilon sein. Bei dieser Form des Kurzzeitfastens isst man an einem oder zwei Tagen in der Woche ganze 24 Stunden nichts mehr. Diese Form ist jedoch strenger als die beiden zuvor und erfordert weit mehr Disziplin. Dennoch soll man hier effektiv und nachhaltig abnehmen. Wie bei der 5:2-Methode darf man auch hier an den Fastentagen nur eine geringe Menge an Kalorien aufnehmen, am besten nur am Mittag und auch insgesamt nur 500 Kalorien. Doch die kurze Zeit des Verzichts auf Essen wirkt sich positiv auf den Insulinspiegel aus und die Reserven an Zucker und Fett im Körper werden langsam, aber sicher, abgebaut.

Entscheidet man sich für zwei Tage Fasten in der Woche, sollten aber mindestens zwei Tage mit normaler Nahrungsaufnahme zwischen den Fastentagen liegen. Der Rhythmus ist dabei frei wählbar. Man sollte immer nur bei diesem gewählten Rhythmus bleiben. Es gibt kein Nahrungsmittel, das generell verboten ist.

Der Rhythmus der Stopp-Eat-Stopp-Methode kann aber auch extremer vollzogen werden, indem man den Rhythmus des 24 Stunden Essens und des darauffolgenden 24 Stunden Nicht-Essens und des dann wieder 24 Stunden Essens praktiziert. Also ein regelmäßiger 24-stündiger Wechsel. In der Fastenzeit sollte man nur Flüssignahrung zu sich nehmen, so wird es empfohlen. Die Methode wird auch gerne „alternate day fasting (ADF)" genannt.

EXKURS: INTERVALLFASTEN UND VEGANE ERNÄHRUNG - PASST DAS ZUSAMMEN?

Hier trifft Ernährungshype auf Ernährungshype. Das Intervallfasten liegt im Trend, so aber auch die vegane Ernährung. Vegane Ernährung bedeutet den Verzicht auf jedwedes tierische Produkt. Hier darf man demnach kein Fleisch, keine Eier, keine Milchprodukte und keinen Honig konsumieren. Zudem stehen alle industriell gefertigten Produkte auf der roten Verzichtsliste, die tierische Produkte enthalten. So können auch Gummibärchen nicht erlaubt sein. Diese enthalten oft Gelatine, die aus

Schweineknochen hergestellt wird. Die vegane Ernährung ist nicht ganz einfach für einen Anfänger. Auch ist umstritten, ob sie so gesund sein kann. Diese Zweifel liegen oft daran, dass sich viele Veganer falsch oder einseitig ernähren. Denn beim Veganismus müssen einige Dinge beachtet werden. Isst man kein Fleisch, müssen die Stoffe, die dem Körper dann fehlen, ersetzt werden. Das in Fleisch enthaltene Eisen kann gut durch den Verzehr von Hülsenfrüchten kompensiert werden. Der Veganismus ist im Grunde eine Wissenschaft für sich und beinhaltet viele Einschränkungen.

Menschen, die sich vegan ernähren, haben es nicht immer leicht, da ihre Ernährungsweise doch mit einigen Herausforderungen verbunden ist. Trifft der Veganismus nun auf Intervallfasten, wird es sicherlich noch komplizierter, dennoch natürlich nicht unmöglich. Wichtig ist es, auf eine ausgewogene Ernährung zu achten. Der Körper braucht sowohl Vitamine, Kohlenhydrate, Fette als auch Proteine und Mineralstoffe wie Eisen. Diese müssen auch beim Intervallfasten in Balance zu sich genommen werden. Hat man schon eine gefestigte Grundernährungsweise mit veganer Kost, ist es ein leichtes Spiel, dies mit den Intervallzeiten zu kombinieren. Vielleicht eignet sich hier nur die 16:8-Methode eher als die 5:2-Methode, da hierdurch eine tägliche Energiezufuhr gewährleistet wird und es nicht zu Mangelerscheinungen kommen kann.

Beides, Intervallfasten und Veganismus, können miteinander in Einklang gebracht und kombiniert werden. Die Regeln des Intervallfastens gelten auch hier. Es sind die gleichen Zeitfenster einzuhalten. Dennoch gibt es vielleicht ein paar kleine Dinge, die das Ganze vereinfachen. Da in der veganen Ernährung hauptsächlich Kohlenhydrate aus Gemüse zu sich genommen werden und weniger Proteine wie durch Fleisch oder Fisch, ist die Fettverbrennung und das Sättigungsgefühl weniger ausgeprägt. Daher ist es ratsam, genügend gute Fette und komplette Proteine zu konsumieren. Komplett pflanzliche Proteine sind zum Beispiel in Nahrungsmitteln wie Quinoa, Soja, Reis, Bohnen, Buchweizen oder Hummus enthalten. Reichhaltige vegane Fettquellen sind beispielsweise Kokosnuss, Chiasamen, Walnüsse, Mandeln, Avocado und Olivenöl.

TIPPS UND MÖGLICHKEITEN FÜR DAS INTERVALLFASTEN

Das Durchhaltevermögen und die Disziplin spielen, wie in vielen anderen Lebensbereichen auch, beim Intervallfasten eine wichtige Rolle. Wichtig ist: Finden Sie Ihren Rhythmus des Essens. Ist dieser einmal gesetzt und hat sich der Körper daran gewöhnt, ist es sehr einfach, ihn diszipliniert einzuhalten und zum Erfolg zu kommen. Das 100 % genaue und ganz strenge Einhalten der gesetzten Zeiten ist hilfreich, aber es ist auch nicht dramatisch, wenn einmal die Zeit um etwas überschritten wird oder ein Tag mal „gecheated", also betrogen, wird. Davon ist noch keiner vom Weg abgekommen. Das Wichtige dabei ist nur, bleiben Sie dran und versuchen Sie, den Rhythmus und die Regelmäßigkeit beizubehalten. Die Erfolge stellen sich recht zügig ein, sodass das Durchhalten erleichtert wird.

Wie gesagt: Das Einhalten des Zeitfensters erfordert Disziplin, doch nach einiger Zeit ist der Körper daran gewöhnt und es fällt leichter. Der Hunger stellt sich langsam ein. Sie sollten sich angewöhnen, die Zeiten einzuhalten, die Sie sich gesetzt haben, sodass Ihnen die Eingewöhnung zugleich leichter fällt. Wenn Sie aber einmal etwas später essen sollten, ist das auch nicht weiter schlimm. Achten Sie einfach bei der nächsten Mahlzeit auf die Uhrzeit. Es ist auch nicht sehr schlimm, wenn es einmal neun Stunden Essenszeit bei der 16:8-Methode sind. Die Hauptsache ist, dass das nicht zum Normalfall wird.

Grundsätzlich lässt sich für beide Methoden am Abend raten, keine Rohkost wie Salate oder ungekochte Möhren zu essen. Denn die Rohkost am Abend wird nur mühsam vom Körper verdaut, sodass der Schlaf und dessen Qualität beeinträchtigt werden können. Das muss nicht sein, kann aber durchaus passieren.

Regelmäßiges Trinken hilft, aufkommende Hungerattacken zu unterdrücken. Kann man hierbei nicht immer nur pures Wasser trinken, fließt es einem schon aus den Ohren raus, kann man das Wasser auch aufpeppen, beispielsweise mit etwas Zitrone oder Ingwer. Dann schmeckt es gleich viel besser. Zudem helfen Zitrone und Ingwer auch, den Stoffwechsel anzukurbeln. Die aufgenommene Energie wird schneller umgesetzt und verbraucht.

Ein weiterer guter Tipp ist es, sich das Essen vorzubereiten. Das sogenannte Meal Prep liegt sowieso im Trend, daher gibt es hierzu auch viel Literatur und viele Artikel im Internet zu lesen. Hier gibt es auch Tipps für die Zubereitung und Rezepte, die sich am besten dafür eignen, Essen für mehrere Tage oder gar eine Woche vorzubereiten. Das Vorbereiten hilft Ihnen sehr viel. So müssen Sie sich am Morgen dann keine weiteren Gedanken machen, was Sie essen können und müssen. Gerade auch für die 5:2-Methode ist die Vorbereitung für die Fastentage ratsam. Hunger kann den Geist am Anfang etwas verlangsamen, daher ist das schon mal ein negativer Gedanke weniger, der Sie daran hindert, diszipliniert zu sein. Sie müssen sich morgens dann nicht fragen: „Was esse ich nur, was wenig Kalorien hat?", denn in Restaurants oder Kantinen gibt es meist nichts, was sich dafür eignet.

Es kann natürlich immer passieren, dass man einmal eine Hungerattacke oder ganz große Lust hat, etwas zu naschen. Das muss dann in dem Moment unbedingt sein. Hier sollte man sich natürlich keine eigenen, allzu großen Verbote auferlegen. Dennoch raten Experten davon ab, Zucker und Kohlenhydrate, die vom Körper schnell in Zucker umgewandelt werden, zu genießen. Das könnte kontraproduktiv sein. Es gibt aber kleine Snacks, die ideal für Heißhungerattacken oder großen Appetit auf Knabberzeug sind und dabei nicht direkt die Zuckerwerte im Blut erhöhen. Diese sind hier einmal zusammengefasst:

- Brombeeren oder andere Beerensorten wie Heidelbeeren oder Himbeeren (je nach Saison)
- Erdbeeren
- Im Sommer ist Wassermelone ganz hervorragend. Davon kann man auch recht viel essen, da sie wenig Kalorien enthält (andere Melonensorten eignen sich aber auch gut).
- Karotten-, Gurken- oder Selleriestücke mit Hummus oder Hüttenkäse zum Dippen
- Äpfel oder Birnen
- Weintrauben in hell oder dunkel
- Ein hart gekochtes Ei
- Harzer Käse: Der ist von den verschiedenen Käsesorten derjenige mit sehr geringem Kaloriengehalt.
- Etwas Thunfisch

- Eine Handvoll Nüsse wie Walnüsse oder Mandeln (sättigen sehr gut als Snack)
- Edamame (kurz gekochte Sojabohnen mit etwas Salz, in Japan sehr beliebt)
- Ein Glas Buttermilch
- Ein paar Tomaten
- Etwas Wasser mit ein bisschen Zitrone oder Ingwer, perfekt zum Durstlöschen und auch gegen den Appetit auf Süßes sehr zu empfehlen
- Verdünnter Grapefruitsaft, hilft den Stoffwechsel anzutreiben

Überkommt Sie ein großes Hungergefühl, versuchen Sie erst einmal etwas zu trinken. Denn meist verwechselt der Körper Hunger mit Durst. Und das Wasser im Magen hält diesen schon einmal auf Trapp. Knurrt Ihr Magen, nehmen Sie das nicht wichtig. Lassen Sie ihn knurren, das vergeht auch schnell wieder. Sie müssen sich halt erst einmal an die Fastentage bzw. die Fastenstunden gewöhnen.

Sollten Sie doch einmal die unbändige Lust auf etwas Süßes wie auf Schokolade verspüren, gibt es eine gute Alternative: Ein Stück dunkle Schokolade mit mindestens 70 Prozent Kakaoanteil. Die ist auch süß, stillt die spontane Lust und ist nicht so zuckerhaltig.

Setzen Sie bei Ihrer Ernährung auf langsame statt schnelle Kohlenhydrate. Das heißt: Es gibt Kohlenhydrate, die der Körper schnell abbaut und in Zucker umwandelt. Diese halten nicht lange satt. Dann gibt es komplexe Kohlenhydrate, die der Körper viel langsamer umsetzt. Dadurch gelangt der umgesetzte Zucker nicht so schnell ins Blut und man bleibt länger satt.

Durch kleine Veränderungen in Ihrem Ernährungsverhalten und bei der Auswahl der Lebensmittel können Sie auf langsame Kohlenhydrate umsatteln:

- – Statt normale Brötchen oder Weizentoast sollten Sie auf die Vollkorn-Variante umsatteln. Studien bewiesen eindeutig, dass selbst Vollkorntoast gesünder ist, da er länger satt macht.
- – Essen Sie statt Cornflakes einfach Müsli oder Getreideflocken.
- – Nehmen Sie lieber Vollkornreis statt normalem Reis.

- Auch Hartweizennudeln lassen sich durch Dinkelnudeln, Vollkornnudeln oder neuerdings Nudeln aus Hülsenfrüchten ersetzen.
- Nehmen Sie anstelle von Gurken einfach Möhrchen.

Das Wichtigste jedoch ist, dass Sie verinnerlichen, dass alles eine Gewöhnungssache ist. Ersetzen Sie Limonade durch Wasser, ist es am Anfang sehr schwierig, damit zu leben, denn Limo schmeckt süß und fruchtig, ist aber ganz klar ungesund. Wasser hingegen enthält keinen Zucker und ist für die Flüssigkeitsaufnahme essentiell. Am Anfang ist es wirklich schwierig, auf den ganzen Zucker zu verzichten und Wasser zu mögen, doch mit der Zeit wird es einfacher. Man braucht keine Limonade mehr und somit auch keinen Zucker. Ähnlich ist es mit den Vollkornprodukten. Zwingen Sie sich die erste Zeit und irgendwann wird es Ihnen besser schmecken. Das heißt nicht, dass dieser Ersatz für immer sein muss. Ab und an sind auch mal normale Pasta in Ordnung, aber Sie werden merken, dass Vollkorn gar nicht so schlimm ist. Sollte sich einmal schlechte Laune aufgrund des Nichtessens bemerkbar machen, halten Sie sich das Ziel vor Augen und motivieren Sie sich so zum Durchhalten. Der Körper wird sich am Ende bedanken und Sie werden sich sicherlich viel besser fühlen, auch geistig, wenn Sie wissen, wie stark Sie sind.

Zusammengefasst bleibt festzuhalten: Überlegen Sie sich gut, welche Methode zu Ihnen und Ihrem Lebensstil passt. Beachten Sie Regeln und hören Sie auf die Signale Ihres Körpers. Wenn er nicht mehr kann, sollten Sie etwas essen, bevor Sie zusammenbrechen. Und achten Sie auf die Ernährung während der Phasen, in denen Sie essen. Essen Sie dann nicht zu schwer, zu fettreich oder zu süß. Achten Sie auf eine ausgewogene Ernährung. Das macht es leichter und hilft Ihnen bei allem.

FEHLER IM INTERVALLFASTEN VERHINDERN

Der erste und häufig vorkommende Fehler, auch bei normalen Diäten, ist es, nicht genügend Flüssigkeit zu sich zu nehmen. Trinken ist essentiell. Zudem unterstützt das Trinken das Fasten, denn es füllt den Magen. Hierbei sollten aber vornehmlich Wasser und ungesüßte Tees oder Brühe getrunken werden, um den Zuckerhaushalt nicht unnötig in die Höhe zu treiben.

Ein weiterer und wichtiger Fehler, der das Weiterkommen und den Erfolg mindern kann, ist die Auswahl an Nahrungsmitteln. Bei schnell verdaulichen Kohlenhydraten, das sind zum Beispiel Pasta oder weißes Brot, besteht das Risiko, dass der Körper nicht lernt, von seinen Reserven zu leben. Demzufolge kann es so schnell wieder zu Hungergefühlen kommen. Hierdurch entsteht ein negativer Kreislauf.

In den Phasen der Nahrungsaufnahme sollte der Fastende nicht mehr essen, als er auch gewöhnlich zu sich nimmt. Sonst hat das Fasten am Ende seinen Zweck nicht erfüllt. Die Portionen sollten die normale Größe haben und von der Menge her nicht viel mehr umfassen als gewöhnlich.

Das Einhalten des vorgegebenen Zeitrahmens ist wichtig, muss aber nicht ganz streng beachtet werden. Verschiebt sich dieser bei der 16:8-Methode um etwas oder einige Minuten, ist das nicht tragisch. Jedoch sollte zumindest der grobe Rahmen eingehalten werden, um Erfolge zu verzeichnen.

Ein weiterer Fehler ist der Konsum von Alkohol. Alkoholische Getränke sind Genussmittel, jedoch verhindert Alkohol im Blut positive Effekte. Zudem sind diese Getränke auch nicht kalorienarm. Auch Milch und Kaffee sind zwar beim Intervallfasten kein Tabu, sollten aber doch in Maßen genossen werden. Milch darf aufgrund der Laktose, was Milchzucker ist, nur in der Essensphase konsumiert werden. Sonst steigt der Blutzuckerspiegel sofort an, die Fettverbrennung wird gestoppt und das soll ja in der Fastenphase vermieden werden. Es ist zu empfehlen, dass Sie auf Zucker, Süßigkeiten, fettige Lebensmittel, kalorienreiche und kohlenhydratreiche Lebensmittel, wie Weizenbrot und ungesunde Snacks, verzichten.

Vorsicht ist bei manchen Krankheiten oder Vorbelastungen empfohlen. Auch wenn sich das Intervallfasten positiv auf den Körper und die Gesundheit auswirken soll, ist noch lange nicht bewiesen, dass es sich bei Vorbelastungen nicht negativ auswirken kann. Vorsicht ist hier bei niedrigem Blutdruck geboten, denn hier braucht der Körper viel Eisen und Mineralstoffe. Auch bei Stoffwechselerkrankungen oder chronischen Krankheiten sollte man aufpassen und vielleicht vorher mit einem Arzt sprechen. Zudem sollten auch ältere Menschen aufpassen und vor dem Fastenbeginn mit einem Arzt über ihren Gesundheitszustand sprechen. Mangelerscheinungen sollten unbedingt vermieden werden.

Besonders in der anfänglichen Zeit können sich einige körperliche Wehwehchen und Beschwerden bemerkbar machen. Kopfschmerzen, Schwindel, Schwächegefühl oder Stimmungsschwankungen können Begleiterscheinungen sein. Doch hier ist es ganz wichtig nicht aufzugeben, denn dies ist nur bedingt durch die Umstellung. Die Beschwerden lassen in der Regel nach ein paar Tagen nach, sobald sich der Körper umgewöhnt hat. Der Rhythmus stellt sich schnell ein und alles ist wieder im Lot.

Exkurs: Ramadan

D er Ramadan ist genau betrachtet eine weitere Form des Intervallfastens, eine radikalere Form sicherlich. Ähnlich der 16:8-Methode funktioniert Ramadan. Dabei sind die Ziele des gezielten Intervallfastens und des Ramadans komplett verschieden. Intervallfastende intendieren eine Gewichtsreduktion sowie einen gesunden Lebensstil, so wie zuvor beschrieben. Der Ramadan jedoch verfolgt ein gottesfürchtiges Ziel. Allen streng gläubigen Muslimen ist der Ramadan ein wichtiges Ritual, das nicht mit Gewichtsreduktion oder der Verbesserung der Gesundheit einhergeht, sondern auf rein religiösen Gründen beruht.

Ramadan ist der islamische Begriff für die Fastenzeit, es ist der Fastenmonat. Saum wird das Fasten in diesem Monat genannt und ist eine der sogenannten „fünf Säulen" des Islam. Beim Ramadan verzichten die gläubigen Muslime von Sonnenaufgang bis Sonnenuntergang komplett auf Nahrung und auch auf Flüssigkeitsaufnahme, das heißt nicht einmal Wasser darf in der Zeit des Fastens getrunken werden. Das ist nach Meinung vieler Ernährungsexperten nicht gesund und kann für ältere und ganz junge Menschen auch gefährlich werden. Ohne Wasserzufuhr leiden der Körper, die Konzentration und das Gehirn. Gewohnte menschliche Vorgänge im Körper und Stoffwechselfunktionen können nur langsam ausgeführt werden. Dehydrierungserscheinungen werden deutlich. Nach Sonnenuntergang sind das Essen und das Trinken dann wieder erlaubt, sodass dem Körper nur einmal am Tag wirklich etwas zugeführt wird. Das ist das Radikale an dieser nicht ganz dazugehörigen Form des Intervallfastens.

Der Ramadan ist im Grunde Pflicht für alle gläubigen Muslime, ausgenommen sind Frauen in der Menstruationszeit oder nach der Geburt. Die Gläubigen müssen aber auch körperlich dazu imstande sein, den Ramadan auszuführen. Auch das Rauchen ist in dieser Zeit verboten. Also ist der Ramadan genau betrachtet eine Mischung aus Fasten und Abstinenz.

Das Wichtigste einmal kurz und prägnant zusammengefasst

1. Intervallfasten ist eine Form des Fastens, nur in kurzen regelmäßigen Zeitabständen.
2. Das Intervallfasten hat klare und einfache Regeln und ist somit auf simple Weise umsetzbar.
3. Dem Intervallfasten werden gesundheitlich fördernde Effekte zugeschrieben.
4. Es gibt zwei sehr bekannte Methoden: die 5:2- und die 16:8-Formel.
5. Das Intervallfasten kann zu einer gesunden Gewichtsreduktion beitragen.
6. Doch ohne genügend Flüssigkeit kann auch das Intervallfasten ungesund werden.
7. Schwangere sollten vom Intervallfasten Abstand nehmen, da die Wirkungen der zeitabhängigen Energiezufuhr auf das ungeborene Kind noch nicht genau untersucht wurden. Frauen mit Hang zum Übergewicht sollten also besser vor einer Schwangerschaft das Gewicht reduzieren, um ihr zukünftiges Neugeborenes nicht zu gefährden, denn Übergewicht der Schwangeren erhöht die Gefahr von Schwangerschaftsdiabetes.
8. Intervallfasten kann Studien zufolge gegen Diabetes Typ 2 helfen und schützen. Es soll zudem auch Krebspatienten unterstützen.
9. Intervallfasten geht nicht einher mit Verzicht auf bestimmte Genussmittel wie Schokolade oder sonstigen starken Einschränkungen.
10. Intervallfasten kann leicht in den Alltag integriert werden.
11. Beim Intervallfasten kann aufgrund der Veränderungen im Stoffwechsel der Jo-Jo-Effekt verhindert werden.
12. Intervallfasten ist denkbar einfach!
13. Hunger stärkt die Abwehrkräfte. In Zeiten des Hungers schüttet unser Körper vorsorglich mehr Abwehrstoffe aus, es könnte ja zu

Notzeiten kommen, in denen man diese schnell braucht. Forscher entdeckten diesen Körpermechanismus und zeigten, dass das Immunsystem trainiert wird, wenn der Körper Hunger leidet. Die Abwehrstoffe lösen dann die Zellwände von Krankmachern einfach auf.

Die Ernährung

WIE ERNÄHRT MAN SICH BEIM INTERVALLFASTEN RICHTIG?

D ie Ernährung spielt neben dem Zeitfaktor beim Intervallfasten eine wichtige Rolle. Auch wenn überall erwähnt wird, dass die Ernährung frei von Verzicht ist und normal verlaufen darf, fördert es doch die Gesundheit, wenn man darauf achtet, dass ungesunde Lebensmittel, Fertiggerichte oder zu viel Zucker im Speiseplan kontraproduktiv sind. Dennoch gibt es weitläufig bisher keine genauen Regeln oder keine Anhaltspunkte, wie man sich beim Intervallfasten ernähren soll. Die Vorgabe ist lediglich der Verzicht auf Nahrung in einem bestimmten Zeitraum.

Dennoch kann hier konstatiert werden, dass eine ballaststoffreiche und lang sattmachende Ernährung durchaus hilft, die Zeiträume des Verzichtes gut durchzuhalten.

Auch die Aufnahme von gesunden Lebensmitteln, wie sie Ernährungsexperten vorschlagen, also eine ausgewogene Ernährung, ist in jedem Fall hilfreicher, um seine Ziele zu erreichen, als eine ungesunde Ernährung.

Der Körper braucht folgende Bausteine: Kohlenhydrate, Fette und Proteine. Diese Bausteine befinden sich in unserer Nahrung. Kohlenhydrate sind die Energielieferanten. Fette sind unverzichtbar und auch vielseitig, einige Vitamine lassen sich nur durch Fette verwerten. Und Eiweiß bzw. Protein ist der Muskelaufbauer. Doch diese Bausteine können sowohl gut als auch schlecht sein. Es gibt beispielsweise gute Fette und schlechte Fette, also ungesättigte Fettsäuren und gesättigte. Es gibt einfache Kohlenhydratketten und komplexe. Die komplexen Ketten halten ganz klar länger satt und werden vom Körper nicht sofort in Zucker umgesetzt, sondern langsam, sodass der Körper länger gesättigt bleibt.

Empfohlene Lebensmittel sind im Folgenden einmal zusammengefasst.

1. Jegliche Art von Gemüse: Gemüse ist gesund und gibt dem Körper die nötigen Mineralstoffe, Vitamine und Energie, die er braucht. Bei der Zubereitung des Gemüses sollte darauf geachtet werden, dass es nicht zu lange gekocht, also zerkocht wird, und nicht mit fetter Sahne oder Crème fraîche aufbereitet wird. Gemüse enthält viele Ballaststoffe und Proteine, daher macht Gemüse lange satt.

2. Hülsenfrüchte enthalten viele gute Mineralstoffe wie zum Beispiel notwendiges Eisen. Sie wirken auf eine längere Zeit sättigend und ergänzen das Essen sehr gut. Verarbeitet zu Hummus, zu Suppen oder zu Pasten schmeckt es hervorragend auch mit Vollkornbrot.

3. Vollkornprodukte machen lange satt, da sie aus komplexen Kohlenhydraten bestehen. Diese kann der Körper nicht schnell zersetzen und schnell abspeichern, daher bleiben sie lange im Körper und liefern über einen größeren Zeitraum Energie. Somit sind Vollkornnudeln, Vollkornbrot oder Naturreis viel gesünder und effektiver als Pasta und Brot aus Weißmehl sowie als normaler Reis.

4. Wichtige Eiweißquellen sind Nüsse, Fisch, mageres Fleisch wie Geflügel, Pilze und Milchprodukte. Diese sättigen auf lange Sicht und fördern den Muskelaufbau, besonders in Kombination mit Kraftsport.

Sport während des Intervallfastens

Sport wirkt sich während des Intervallfastens zusätzlich positiv auf den Körper und die Gesundheit aus. Generell bleibt Bewegung ein Muss für einen gesunden Lebensstil, denn Bewegung ist das A und O unseres Lebens, sei es auch nur in kleinen Schritten und Abfolgen.

Bewegung und Sport, sei es auch nur ein Spaziergang, hilft der Verdauung auf Trab zu kommen. Das steigert natürlich die Effekte des Intervallfastens. Besonders nach der ersten Mahlzeit kann ein wenig Bewegung, gerade an der frischen Luft, sehr angenehm, hilfreich und positiv sein.

Der Körper braucht für alles Muskeln, selbst zum Kauen. Muskeln brauchen Nährstoffe. Nährstoffe gelangen durch die Nahrung in den Körper und die Gesundheit des Körpers ist abhängig von guter und gesunder Ernährung sowie von regelmäßiger Bewegung. Alles bedingt sich demnach. Es ist ein Kreislauf aus Ernährung, Bewegung, Gesundheit und guten Gefühlen.

Das Wichtigste ist, dass nach dem Sport kein Hungergefühl aufkommt. Man nahm in der Vergangenheit zwar an, dass durch den Energieverbrauch beim Sport auch der Hunger steigen würde, doch Studien bewiesen das Gegenteil. Durch Training schüttet der Körper Hormone aus, die den Appetit hemmen. Das hungererzeugende Hormon Ghrelin jedoch bleibt dagegen unverändert.

Fastet man nun, auch wenn es nur kurzfristig ist, fängt der Körper an, Muskeln abzubauen. Dem muss man dann mit der richtigen Ernährung (gesunde Fette und Proteine konsumieren) und mit viel Sport zum Muskelaufbau entgegenwirken.

Bewegung wird zudem vom Gehirn belohnt. Hormone wie Endorphin, die für Glücksgefühle verantwortlich sind, werden ausgeschüttet. Es wird Ihnen also auch durch Bewegung besser gehen und in Kombination mit dem Kurzzeitfasten ist es der ideale Wohlfühlgeber.

Somit kann auch Sport mit Intervallfasten zusammen positiv auf den Körper wirken und sich bedingen.

WELCHE SPORTARTEN PASSEN ZUM INTERVALLFASTEN?

Zum Intervallfasten passen eigentlich alle Sportarten. Eine Mischung aus Ausdauer- und Kraftsport ist dabei immer ratsam.

Das Gehirn belohnt Bewegung durch Glückshormone. Schon ein paar kleine Übungen und Anstrengungen genügen und man fühlt sich dreimal so gut. Zusätzlich unterstützt regelmäßige Bewegung und regelmäßiger Aufbau von Muskeln den Menschen, den Appetit gleichmäßig und ausgeglichen zu halten.

Da beim Intervallfasten eine proteinreiche Ernährung aufgrund des Sättigungsgefühls empfohlen wird, passt etwas Kraftsport, um die Muskeln aufzubauen, sehr gut zu der Ernährungsform.

Joggen, Schwimmen, Fahrradfahren und Spazierengehen sind gute Aufwärmmethoden und Ausdauerschärfer. Damit kann man gut abnehmen, fitter werden und seinen Gesundheitszustand allgemein verbessern.

Einige einfache und in den täglichen Ablauf zu integrierende Übungen sind im Folgenden aufgezählt[4]:

- **Planke:** Die Planke ist eine sehr effektive Übung für ganz viele Muskelgruppen im Körper. Sie wird von Fitnesstrainern immer gerne empfohlen, da sie so effektiv und einfach ist. Es gibt auch zahlreiche Challenges, an denen man teilnehmen und seine Leistungsfähigkeit bei der Planke steigern kann. Beginnen sollte man vielleicht einfach mit 30 Sekunden und sich dann immer weiter steigern. Man kann allerdings auch direkt mit einer Minute starten. Bei der Planke stützt man die Unterarme auf dem Boden ab, streckt den Körper lang und stützt auch die Fußspitzen in die Höhe. Der Rücken und die Beine sollten dabei eine gerade Linie bilden, ein Hohlkreuz bitte vermeiden.

---

[4] Alle Übungen sind gängige Übungen, die man als Bilder und Beschreibungen in Magazinen und im Internet immer wieder findet.

- **Crunches, Bauchpressen oder Sit Ups:** Auf den Rücken legen, Beine anwinkeln und aufstellen, Arme hinter dem Kopf verschränken und dann immer wieder langsam mit dem Oberkörper Richtung Knie hochkommen. Das Wichtige ist: Halten Sie den Rücken gerade, kommen Sie nicht mit Ruck zum Knie, nur so weit wie es geht, immer geradeaus an die Decke schauen, sodass der Kopf gerade gehalten wird. Diese Übung ist sehr gut für die Bauchmuskulatur. Das Bauchfett sollte abgebaut werden, da bewiesen wurde, dass es gefährlich sei. Daher ist diese Übung dafür unterstützend.
- **Gegen die Wand sitzen:** Lehnen Sie Ihren Rücken an die Wand, Beine anwinkeln wie in Sitzposition. Sie sitzen nun gegen die Wand gelehnt, als ob Sie einen Stuhl unter Ihrem Hintern hätten. Dies müssen Sie so lange halten, wie Sie können. Auch dies ist eine gute Übung für die Muskulatur im Bauch und in den Beinen.
- **Ausfallschritt:** Arme in die Seiten stemmen, mit dem rechten Fuß weit nach vorne treten und mit dem Oberkörper mit nach unten gehen, den Fuß wieder zurücknehmen und das Gleiche nun mit dem linken Fuß ausführen. Immer wiederholen, am besten 15 Mal hintereinander jede Seite, kurze Pause und dann noch einmal. Insgesamt drei Sätze.

Zwischendurch kann man aber auch immer noch etwas auf der Stelle laufen oder den allseits beliebten Hampelmann machen. Das gibt kurzfristig einen kleinen Energieschub, falls man keine Zeit für ein Workout oder zum Joggen haben sollte. Da es beim Intervallfasten auch um Verzicht und Achtsamkeit geht, ist sicherlich eine regelmäßige Yogapraxis immer angenehm. Im Yoga ist das Fasten oft ein möglicher Bestandteil. Denn hier kann man sich bei Übungen, die durchaus anstrengend sein können und die Muskeln sehr effizient trainieren, mit Bedacht in Achtsamkeit üben. Körper und Geist werden in Einklang gebracht und Signale des Körpers besser erkannt. Die ganze Wahrnehmung wird beim Yoga geschärft. Und so kann Yoga auch das Intervallfasten positiv unterstützen. Während man fastet darf man also gerne Sport betreiben. Der Fettabbau bzw. die Gewichtsreduktion werden dadurch gefördert und die Reduktion von Muskelmasse verringert. Doch überfordern Sie Ihren Körper nicht.

Die Wirkungen des Intervallfastens

D ie Wirkungen sind bislang nur theoretischer Natur. Bei Mäusen wurden einige positive Wirkungen nachgewiesen, doch bislang nicht beim Menschen. Dennoch gibt es einige Modelle und Theorien, die untermauern sollen, dass das Intervallfasten für die Gesundheit positiv ist und lebensverlängernde Wirkungen mit sich bringt. Durch das Wechselspiel von anabolen und katabolen Prozessen im Körper soll die Widerstandsfähigkeit der einzelnen Zellen gestärkt werden, so heißt es. Des Weiteren soll durch das Intervallfasten ein „Reparatur-Service" für die Zellen entstehen.

Es wurde festgestellt, dass das Intervallfasten wohl einen positiven Effekt auf die Leber habe. Hierbei können die Giftstoffe, die sich immer wieder und weiter ansammeln, in Ruhe abgebaut bzw. abtransportiert werden. Bei übergewichtigen Personen kann das Herzinfarktrisiko minimiert werden.

Der gefürchtete Jo-Jo-Effekt kann durch die Intervallfasten-Methode verringert werden. Das hängt letztlich aber von jedem selbst und seiner Disziplin ab. Ernährt man sich nach dem Fasten wieder wie zuvor, mit fettigem und ungesundem Essen, war das Fasten unnötig. Durch die Umstellung der Ernährung und die Gewöhnung an gesünderes Essen bleibt der Jo-Jo-Effekt aus.

Folgende Wirkungen soll das Intervallfasten kurz zusammengefasst haben:

- Kurzzeitiges Fasten senkt den Insulinspiegel im Blut und erhöht die Insulinaktivität, so kann theoretisch Diabetes vorgebeugt werden.
- schonende Gewichtsabnahme
- Intervallfasten senkt den Blutzuckerwert. Dies hat theoretisch zur Folge, dass Übergewicht, vorzeitigem Altern und erhöhten Blutfettwerten entgegengewirkt wird.
- Der Körper beginnt, Energie aus den Fettreserven zu verwerten und so wird die Fettverbrennung gesteigert und angekurbelt.

- Intermittierendes Fasten soll die Entzündungsrate im Körper senken.
- Kurzzeitiges Fasten soll die Zellen schneller erneuern und reinigen.
- Das Körpergewicht kann längerfristig besser gehalten werden.
- Die negativen Cholesterinwerte verbessern sich.
- Die Zucker- und Fettstoffwechsel werden verbessert.
- Der Diabetes kann verbessert und sogar vorgebeugt werden.
- Eine Gefahr des Jo-Jo-Effekts scheint geringer.
- Der Abbau von Fettdepots im Körper wird erhöht.

INTERVALLFASTEN MIT DEM ZIEL DER GEWICHTSREDUKTION

Für viele, die das Intervallfasten für sich entdeckt haben, ist das erste Ziel eine Gewichtsreduktion. Dies ist auch oft mit Erfolg gekrönt. Wichtig dabei ist natürlich die Disziplin im Einhalten der zeitlichen Vorgaben.

In zahlreichen Studien und in Erfahrungsberichten ist nachzulesen, dass das Intervallfasten nachweislich das Gewicht reduzieren kann. Es funktioniert hierbei wie eine Reduktionsdiät.

INTERVALLFASTEN UND DEPRESSIONEN

Depressionen sind eine psychische Erkrankung, die nicht nur in Deutschland, sondern weltweit verbreitet ist und heute zu unseren sogenannten Volkskrankheiten zählt.

Eine ungesunde und schlechte Ernährung wurde immer wieder in Zusammenhang mit Depressionen gebracht. Dabei wird Fast Food nachgesagt, dass es seelisch krank mache. Die Frage ist nun, ob eine gesunde Ernährung und gerade das Intervallfasten eine positive Wirkung auf die mentale Verfassung haben und ob Depressionen dadurch abgefedert werden können. Klar ist, dass bestimmte Zutaten unserer Ernährung sich auf den menschlichen Stoffwechsel auswirken.

Zunächst einmal muss festgehalten werden, was eine Depression überhaupt ist und wie sie sich auf einen Menschen auswirken kann.

Depressionen gehören heute zum Krankheitsbild unserer Gesellschaft. Dabei ist die Depression wahrscheinlich keine neue Krankheit, doch durch die angegangene Aufklärung und die Änderungen von Gesellschaftsstrukturen heute sichtbarer. Vermutlich knüpft die Depression auch an unsere zeitgenössischen Lebensverhältnisse an. Sie kann tatsächlich jeden treffen. In vergangenen Zeiten waren die Prioritäten, die Lebensmodelle und die sozialen und gesellschaftlichen Strukturen anders ausgeprägt, um psychische Krankheiten konkret wahrzunehmen, zu unterscheiden und zu analysieren. Eine Depression ist eine psychische Krankheit, die unbehandelt auch verheerende Folgen haben kann. Suizid ist keine Seltenheit. Und sie geht unbehandelt nicht einfach wieder weg wie ein Stimmungstief. Sie bleibt, sie lähmt, sie umgibt den Betroffenen, sie ist verbunden mit vielen negativen Symptomen und sie kann einen umbringen.

Das Zurückführen auf eine einzige Ursache oder einen einzigen Auslöser ist bei der Depression fast nicht möglich. Sie ist weit komplexer als beispielsweise ein gebrochenes Bein.

Es ist eine dunkle Krankheit, die am meisten unterschätzte Krankheit, die sowohl körperlich als auch psychisch belastet und verschiedene auftretende Indikatoren haben kann. Die Stiftung der Deutschen Depressionshilfe beschreibt die Depression wie eine zweiseitige Medaille. Es gibt psychosoziale und neurobiologische Ursachen: „Die beiden Bereiche – psychosozial und neurobiologisch – schließen sich nicht aus, sondern ergänzen sich vielmehr. Das bedeutet, dass eine Depression nicht entweder körperliche (neurobiologische) oder psychosoziale Ursachen hat, sondern vielmehr immer auf beiden Seiten nach Ursachen gesucht und therapeutisch interveniert werden kann."5

Es werden drei Grade unterschieden - leicht, mittelschwer und schwer. Die Forschung geht davon aus, dass sie einerseits genetisch veranlagt sein kann, was sich auf chemische Prozesse im Körper bezieht,

---

5 https://www.deutsche-depressionshilfe.de/depression-infos-und-hilfe/ursachen-und-ausloeser

die aus der Balance geraten sind. Andererseits kann sie auch seelische Gründe haben. Oft fallen aber mehrere Gründe zusammen, ein Zusammenspiel verschiedener Faktoren. Die Ursachen sind immer individuell zu betrachten und können mannigfaltig sein.

Auch wie sich die Krankheit bei jedem Betroffenen äußert ist immer individuell zu sehen. Genauso individuell muss auch die Behandlungsform angepasst sein. Nicht alles schlägt gleichwertig bei jedem an. Die Symptome reichen von Müdigkeit, übermäßigem Schwitzen, Bauchschmerzen und Schlaflosigkeit über Melancholie, Aggressivität bis hin zum völligen Gelähmt sein und Nicht-mehr-weiter-leben-wollen. Wie auch die Ursachen und Behandlungsformen äußert sich die Krankheit in einer Vielzahl von möglichen Erscheinungen. Oft ist es auch eine Kombination aus verschiedenen Symptomen.

All diese Fakten machen die Krankheit nicht leicht greifbar, erkennbar und deutlich, im Vergleich mit beispielsweise einer offenen Wunde, Zahnschmerzen oder einer Erkältung. Daher ist der Prozess des Erkennens, des Verstehens und des Behandelns auch so komplex und schwierig. So ist die Depression immer noch, obwohl sie so häufig verbreitet ist, stigmatisiert und wird auch heute noch häufig als Schwäche angesehen, als Kleinigkeit, was zu weiteren Schwierigkeiten für die Betroffenen führt. Es ist der sogenannte Rattenschwanz. Unverständnis und unvollständiges Wissen treffen auf die Betroffenen.

Bei Depressionen gibt es mittlerweile einige Dinge, die kurzzeitig oder langfristig helfen können. In der Regel aber verbindet ein jeder die Krankheit, und ja es ist eine Krankheit, mit Medikamenten, sogenannten Antidepressiva. Das ist die gängige Vorgehensweise. Man könnte es auch Standardtherapie nennen, denn Antidepressiva können recht schnell Hilfe leisten und den Betroffenen erst einmal wieder zum Leben erwecken. Sie wirken stimmungsaufhellend und beruhigend. Doch bei den Medikamenten gibt es auch deutliche Nachteile. Nicht jeder schlägt gleich und sofort darauf an. Nicht jeder verträgt jedes Produkt. Zudem gibt es Nebenwirkungen, die nicht unterschätzt werden sollten.

In einem weiteren Schritt bzw. Prozess wird meist noch eine Psychotherapie nahegelegt, in Kombination mit den Psychopharmaka. Sie kann aber auch alleinstehend verschrieben werden. Der Arzt muss bei jedem Patienten abwägen, was hilfreich sein kann oder was vonnöten ist. Jeder Betroffene hat andere Bedürfnisse, reagiert anders und nimmt anders wahr. Dennoch gibt es sicherlich noch weitere Wege und Methoden sowie Alternativen, die helfen können. Wie bereits erwähnt, sollte das auch immer individuell und nach Stärkegrad der Depression bzw. Bedürfnis des Patienten betrachtet werden. Bei einigen Alternativen steht die Forschung noch am Anfang und die Wirksamkeit ist abschließend nicht geklärt.

Es gibt verschiedene Methoden und Alternativen, die unterstützend zu Psychopharmaka und Psychotherapie eingesetzt werden können, zahlreiche Methoden, denen nachgesagt wird, dass sie den Betroffenen helfen. Sport und Zeit in der Natur stehen dabei ganz oben auf der Liste der empfohlenen Behandlungsmethoden. Sich etwas Gutes tun, mit Menschen interagieren und sprechen. Doch nicht jeder kann das in einer akuten depressiven Phase. Nicht jeder kann hinausgehen. Manchmal ist Gesellschaft auch kontraproduktiv und erhöht den Druck. Dinge, die der Betroffene allein für sich machen kann, mit denen er sich ausdrücken und seiner Umwelt mitteilen kann, können helfen. So kann beispielsweise Kunst eine helfende Wirkung haben. Dinge, die einem Individuum guttun, hängen so auch von der Depression, ihren Auswirkungen und ihrem Stadium ab.

Des Weiteren spielt auch die Ernährung in der Behandlung eine wichtige Rolle. Bei Depressionen sollte man sich bewusst ernähren. Die Ernährung wirkt sich auf die Ausschüttung von Hormonen im Körper aus, die Depressionen beeinträchtigen können. Oder auch gewisse Prozesse im Körper, die durch schlechte oder gute Ernährung in Gang gesetzt werden, können Wirksamkeiten und Depressionen beeinflussen. Unser geistiges Wohl spiegelt sich immer auch in der Ernährung wider.

INTERVALLFASTEN ALS VORBEUGUNG VON KRANKHEITEN

Durch Intervallfasten kann verschiedenen Krankheiten vorgebeugt werden, so zumindest lauten einige Vermutungen und Hypothesen. Durch die Stoffwechselprozesse während des Fastens entstehen zahlreiche positive Wirkungen auf die Gesundheit. Eindeutig wissenschaftlich belegt ist dies alles jedoch durch Studien am Menschen nicht. Daher sind zunächst einmal Aussagen in diese Richtung mit Vorsicht zu betrachten.

Intervallfasten soll demnach positiv bei Bluthochdruck, Multipler Sklerose, Diabetes und Demenz wirken.

Doch wie kann man sich das genau vorstellen? Studien dazu gaben zumindest am Menschen dahingehend noch keine eindeutigen Ergebnisse.

Durch Intervallfasten soll eine Autophagie stattfinden, also eine Zellreinigung. Hierdurch werden kranke Zellen aus dem Körper entfernt.

Bei Menschen mit Übergewicht und Neigung zur Fettleibigkeit kann das intermittierende Fasten helfen, Krankheiten vorzubeugen. In den Zeiten des Fastens bekommt der Körper keine Nahrung mehr. Er geht dann automatisch in den als Fastenmodus zu bezeichnenden Zustand über.

Das passiert aber erst dann, wenn alle Kohlenhydrate verbraucht wurden und die Glucose bzw. der Zucker aus dem Blut aufgebraucht ist. Nun nutzt der Körper Fett als Hauptquelle, um Energie zu bekommen. Hierdurch sinkt folglich der Insulinspiegel und der Körper reagiert wieder sensibler auf das Insulin. So kann dem Körper geholfen werden, Diabetes vorzubeugen, zumindest in der Theorie. Bei Mäusen und Ratten wurde dies in Studien bewiesen, doch ob es auf den Menschen übertragbar ist, bleibt zunächst dahingestellt.

In Versuchen mit Nagetieren wurde festgestellt, dass das intermittierende Fasten das Tumorwachstum reduzierte, sowohl bei implantierten als auch bei induzierten Tumoren. Auch überlebten krebskranke Versuchstiere länger, als sie sich durch Intervallfasten ernährten. Die Resistenz gegenüber Schlaganfällen steigerte sich.

Bei Ratten wurden Diabetessymptome durch das Intervallfasten deutlich gesenkt. So die Studienbeweise bei Nagetieren. Jedoch ist nicht bewiesen, dass diese Effekte auch beim Menschen durch Intervallfasten erfolgen können. Die Ergebnisse der Tierversuche sind so einfach nicht auf den Menschen übertragbar.

Studienergebnisse zum Intervallfasten

Konkrete und langfristige Evidenzen zum Intervallfasten gibt es noch nicht. Zumeist wurden die verschiedenen Methoden der Ernährungsmöglichkeit bei Mäusen und Ratten getestet. Nur wenige Menschen nahmen an Studien teil. Daher sind Ergebnisse und Erfolge noch nicht eindeutig belegt. Die klinischen Humanstudien bleiben demnach von der Anzahl bisher gering. Hierdurch ergeben sich keine eindeutigen Beweise anhand von langfristigen Studien für die verschiedenen positiven Effekte auf den Gesundheitszustand durch das Intervallfasten.

Erste kontrollierte Tierversuche zum Intervallfasten und deren Ergebnisse wurden 1934 publiziert. Versuchstiere waren hier Mäuse. Die Tiere mussten an zwei Tagen pro Woche fasten, also nach der 5:2-Methode. Die verlängerte Lebensdauer spielte aber zunächst keine große Rolle. Eine Rolle spielte zu Beginn eher das Wachstum und der Gesundheitszustand der Tiere.

Die Forschung hat gerade erst begonnen, das Intervallfasten wissenschaftlich zu ergründen und die verschiedenen Theorien und Hypothesen mit Belegen, Beweisen und Ergebnissen zu verifizieren oder eben zu negieren. Doch bereits viele Mediziner sind von den Berichten und Erfolgen ihrer Patienten überzeugt, zumindest was die Gewichtsreduktion angeht. Studienergebnisse mit Mäusen zeigten, dass sich Diabetes mellitus (also Typ 2 der Diabetes) mit Intervallfasten verhindern lässt. Das liegt daran, dass sich weniger Giftstoffe in der Leber sammeln konnten und das Insulin der Mäuse so besser verarbeitet wurde. Doch ist dies auch auf den Menschen übertragbar? Dazu wird eine langfristige Studie an menschlichen Probanden benötigt, die es zurzeit noch nicht gibt.

Aktuelle Studien kamen zu dem Ergebnis, dass sich Intervallfasten in den Ergebnissen kaum von anderen Diäten unterscheiden lässt. Beim Gesundheitsfaktor jedoch schneidet das Intervallfasten mit einer positiven Bilanz ab, sofern sich der Fastende an gewisse Regeln hält, also in den Phasen des Essens nicht übermäßig schlemmt und auf die Ernährung achtet sowie nicht zu viel Zucker, Fett oder Kohlenhydrate isst. Das Stichwort ist auch beim Intervallfasten „Ausgewogenheit".

Auch wird dem Intervallfasten bei Krebskrankheiten eine positive Wirkung nachgesagt. Hierzu fehlen allerdings auch die langfristigen Studienergebnisse durch Humanstudien. Gerade bei Krebs sind Vergleiche von Humanstudien zu Studien an Tieren schwierig übertragbar und transferierbar – obwohl diese Fastenmethoden auf Ernährungstipps von Onkologen für Krebspatienten zurückführbar sind.

Ruth Schübel vom Deutschen Krebsforschungszentrum (DKFZ) sagt zum Thema Intervallfasten: „Tatsächlich gibt es erst wenige kleinere Studien zum intermittierenden Fasten, die aber mit verblüffend positiven Effekten für die Stoffwechsel-Gesundheit aufwarten. Das hat uns neugierig gemacht und wir wollten wissen, ob sich diese Effekte auch in einer größeren Patientengruppe und über einen längeren Zeitraum nachweisen lassen."[6] Somit wird deutlich gemacht, dass sicherlich in naher Zukunft Studien zum Intervallfasten durchgeführt werden. Besonders auch im Hinblick auf die Vorsorge bei Krankheiten. So wurde bereits mit der sogenannten HELENA-Studie geforscht.

Der Zeitraum betrug ein Jahr und 150 übergewichtige Personen nahmen teil. Diese wurden in drei Gruppen eingeteilt. Gruppe eins machte 12 Wochen eine normale Diät, Gruppe zwei ernährte sich nach der 5:2- Intervallfastenmethode und Gruppe drei wurde nur motiviert, gesünder zu essen, musste sich jedoch nicht an strenge Regeln halten. Gruppe drei war die sogenannte Kontrollgruppe. Sowohl bei Gruppe eins als auch bei Gruppe zwei verbesserte sich der Gesundheitszustand

---

[6] Ruth Schübel, Intervallfasten: Kein Vorteil gegenüber herkömmlichen Diäten, Pressemitteilung, Universität Heidelberg, https://www.klinikum.uni-heidelberg.de/newsroom/intervallfasten-kein-vorteil-gegenuber-herkommlichen-diaten/

der Probanden ähnlich bzw. gleichermaßen. „Bei den Probanden beider Gruppen verringerte sich mit dem Körpergewicht das viszerale Fett, also das ungesunde Bauchfett, ebenso die Fettablagerungen in der Leber."[7]

So wurde zunächst in dieser Studie festgestellt, dass Intervallfasten verglichen zu einer gewöhnlichen Reduktionsdiät keine besseren und gesünderen Wirkungen auf den Menschen hat. Dennoch ist aber auch kein negativer Effekt nachgewiesen worden und die Forscher sind sich einig, dass schon eine geringe Abnahme und eine Reduktion von Körperfett gesundheitsfördernd sei. Trotzdem bleibt auch festzuhalten, dass das Intervallfasten aufgrund seiner Einfachheit und der wenigen Regeln doch besser nachzuverfolgen und einzuhalten ist als andere Diäten. So sagte Tilman Kühn, der Leiter der Studie: „Zudem scheint es, dass es einigen Menschen leichter fällt, an zwei Tagen sehr diszipliniert zu sein, statt jeden Tag Kalorien zu zählen und sich einzuschränken."[8]

Also lässt sich lediglich die Gewichtsreduktion sowie deren langfristiger Erfolg durch eine Ernährungsumstellung eindeutig feststellen.

Intervallfasten hilft klar beim Abnehmen, so viel lässt sich definitiv sagen, jedoch nicht besser als Diäten mit dem Ziel der Gewichtsreduktion. Dies stellten die Wissenschaftler des Deutschen Krebsforschungszentrums des Universitätsklinikums in Heidelberg in der HELENA-Studie fest. Es war die bisher größte Untersuchung zum Thema Intervallfasten.

---

[7] Ruth Schübel, Intervallfasten: Kein Vorteil gegenüber herkömmlichen Diäten, Pressemitteilung, Universität Heidelberg, https://www.klinikum.uni-heidelberg.de/newsroom/intervallfasten-kein-vorteil-gegenuber-herkommlichen-diaten/

[8] Tilman Kühn, Intervallfasten: Kein Vorteil gegenüber herkömmlichen Diäten, Pressemitteilung, Universität Heidelberg, https://www.klinikum.uni-heidelberg.de/newsroom/intervallfasten-kein-vorteil-gegenuber-herkommlichen-diaten/

Weiterführende wissenschaftliche Literaturangaben und Zusammenfassungen zu den verschiedenen Studien finden Sie auf den folgenden Internetseiten:

www.dge.de (Deutsche Gesellschaft für Ernährung e.V.)
www.aerzteblatt.de
www.deutschesgesundheitsportal.de

Bedenken Sie aber immer: Alle Quellenangaben müssen kritisch betrachtet und hinterfragt werden. Nicht alles ist immer fundiert, besonders bei Statistiken.

Fazit und ernährungswissenschaftliche Bewertung

Die wichtigste Schlussfolgerung bleibt: Das Intervallfasten ist keine im engeren Sinne betrachtete Diät, denn es gibt keinen Verzicht bestimmter Nahrungsmittel, keine Verbote und keine Einschränkungen. Zudem beeinträchtigt es den Körper nicht auf negative Art und Weise. So viel können wir an dieser Stelle noch einmal festhalten.

Doch nicht für jeden ist das Intervallfasten geeignet. Bestimmte Menschen brauchen aufgrund ihrer gesundheitlichen Konstitution eine durchgängige Nahrungsaufnahme und Energiezufuhr, um beispielsweise Krankheiten vorzubeugen. So zum Beispiel ist es bei Patienten, die unter chronischer Migräne leiden, eher schwierig, ganze 16 Stunden oder einen ganzen Tag auf Energie zu verzichten, da dies Migräneattacken auslösen könnte. Menschen mit Refluxkrankheiten oder Gallensteinleiden sind weitere Beispiele für Patientengruppen, bei denen es schwierig wird, wenn sie mehr als zwölf Stunden fasten.

Es gibt durchaus positive Effekte des intermittierenden Fastens, so zum Beispiel die Gewichtsreduktion. Doch ob die beschriebenen positiven Wirkungen in der Gesundheit tatsächlich bei jedem so stattfinden, lässt sich nicht eindeutig festlegen. Bisher ist es auch noch nicht bewiesen. Inwiefern die positiven Effekte auf den Gesundheitszustand und die Reduktion des Risikos verschiedener Krankheiten schließen lassen, muss noch durch längerfristige und konkretere Humanstudien untersucht und evaluiert werden.

Dennoch hat die Methode des Intervallfastens einen sogenannten Placeboeffekt, das heißt, der optimistische Glaube kann eindeutig bewirken, dass man sich allgemein besser, fitter sowie schlanker fühlt.

Die Anzahl an Diäten, Fastenmethoden und Food-Trends ist heute fast unendlich, sie ist schier unüberbrückbar. Alle versprechen Gewichtsverlust und gesundheitlich positive Effekte. So ist es oft schwierig, sich für eine Methode zu entscheiden. Meist gibt man hier schon auf, noch bevor man überhaupt begonnen hat. Bei Diäten ist häufig der Fall, dass sie mit großen Einschränkungen einhergehen. Die Kalorienanzahl wird drastisch minimiert, sodass ein Mensch nur noch wenig Energie zu sich nimmt. Der Stoffwechsel wird enorm gedrosselt. So kommt es häufig nach einer Radikaldiät zum Jo-Jo-Effekt, weil der Körper einfach im Vergleich zu den Zeiten der Diät weniger Energie verbrennt, als er nun wieder zu sich nimmt. Daher bietet das Intervallfasten eine schonendere Methode, um Gewicht zu reduzieren. Es ist eine gesündere Alternative. Der Stoffwechsel wird nicht auf ein Minimum heruntergefahren, der Körper bekommt genügend Energie und kann in den Fastenzeiten, die nicht zu lang sind, auf seine Reserven zurückgreifen. Die meisten Methoden des Intervallfastens lassen sich zudem gut und einfach in den jeweiligen Alltag integrieren und damit auch langfristig bzw. dauerhaft anwenden.

Der Hype um das Intervallfasten ist einerseits begründet, denn wie bereits erwähnt, schadet es nicht und kann durchaus positive Effekte beim Einzelnen erzeugen. Dennoch ist der Hype auch mit Vorsicht zu genießen, zumindest der Hype an sich. Die überaus positiven Schlagzeilen in verschiedenen Magazinen und Zeitschriften sollten nicht zu optimistisch betrachtet werden, denn es gibt noch keine umfangreichen und langfristigen Studien beim Menschen zum Thema Intervallfasten. Es ist noch nicht bewiesen, dass der Alterungsprozess entschleunigt und dass dem Diabetes Typ 2 vorgebeugt wird – genauso ist noch unklar, ob Herz-Kreislauf-Erkrankungen minimiert werden.

Es gibt durch das intermittierende Fasten keine nachweislichen negativen Wirkungen auf die Gesundheit und keine großen Einschränkungen. Daher kann das Fazit nur lauten: „Einfach mal ausprobieren, was soll es?" Jeder muss seinen eigenen Weg des Lebens finden und so sollte auch jeder seinen eigenen Weg finden, Gewicht zu reduzieren, sollte er es wollen. Jede Diät, jede Ernährung und jede Ernährungsumstellung passen anders zu dem jeweiligen Menschen. Daher lautet das Motto: „Just do it and go for it!"

Was am Ende bleibt...

Am Ende liegt es in jedermanns eigener Entscheidung, wie er sich ernährt, ob er abnehmen möchte und mit welcher Ernährungsumstellung oder Diät er es machen möchte. Es liegt bei jedem selbst, welche Erfahrungen er mit Ernährung macht und ob der mentale und geistige Zustand positiv beeinflusst wird.

Wichtig ist immer, dass sich jeder in seinem Körper wohlfühlt und gesund bleibt, sowohl körperlich als auch seelisch.

Nicht jeder Trend und nicht jeder Lifestyle passt zu jedem. Möchte man so leben wie es Instagramer vorgeben, ist das in Ordnung. Möchte man so sein wie man ist, ist das auch in Ordnung. Und entscheidet man sich für das Intervallfasten, weil es einen glücklich und gesund macht, ist das mehr als in Ordnung. Das Intervallfasten scheint sich laut verschiedener Erfahrungsberichte positiv auf die Gesundheit auszuwirken und daher ist es eine sehr gute Alternative zu einer Diät - auch wenn die Forschung und Wissenschaft hier noch keine Belege in Studien vorlegen konnte und Intervallfasten mehr mit Glauben und Optimismus zu tun hat.

So, was soll man nun machen: Intervallfasten oder doch lieber eine Diät? Das ist die große Frage. Diese kann sich nur jeder selbst beantworten. Das ist ganz nach den individuellen Bedürfnissen und Wünschen zu bewerten. Beides hat am Ende das gleiche Ziel: Eine Gewichtsreduktion und sich in seinem Körper besser fühlen. Der Weg dorthin, zu seinem eigenen Ziel, kann je nach Perspektive steinig oder einfach sein. Das bleibt einem selbst überlassen, wie man es sieht. Für manche ist Intervallfasten einfacher durchzuhalten und für die anderen eben eine bestimmte Diät. Es gibt keine allgemeingültige Antwort auf diese Frage.

Die Gesundheit und das gute Gefühl in einem selbst sollten maßgeblich sein. Und das kann man immer selbst am besten beurteilen.

In Zeiten des Überflusses und in einem Land, in dem Nahrungsmittel an jeder Ecke erhältlich sind und niemand Hunger leiden muss, sind Tage oder gewisse Stunden des Verzichts auch einmal Zeiten der Muße und des Innehaltens. Wir haben alles, was wir wollen und was wir brauchen. Wir haben sogar eher zu viel von allen möglichen Dingen. Menschen in anderen Ländern haben das vielleicht nicht und daher kann eine gewisse Zeit, in der man auf die Nahrungsaufnahme verzichtet, auch zum Nachdenken und Innehalten anregen. Das Bewusstwerden, was man konsumiert und in welchen Mengen man es tut, ist ein entscheidender Faktor des Intervallfastens, der nicht unterschätzt werden sollte.

Buddhistische Mönche pflegen diese Rituale beispielsweise auch regelmäßig. Also kann Intervallfasten nicht nur gut und gesund für den Körper, sondern auch für den Geist und die Seele sein.

Das war ein letzter kleiner Denkanstoß nach dieser umfangreichen Lektüre.

Gewichtstagebuch

WOCHE 1

Tag	Gewicht	Umfang Taille	Umfang Hüfte	Wohlbefinden
1				
2				
3				
4				
5				
6				
7				

WOCHE 2

Tag	Gewicht	Umfang Taille	Umfang Hüfte	Wohlbefinden
1				
2				
3				
4				
5				
6				
7				

WOCHE 3

Tag	Gewicht	Umfang Taille	Umfang Hüfte	Wohlbefinden
1				
2				
3				
4				
5				
6				
7				

WOCHE 4

Tag	Gewicht	Umfang Taille	Umfang Hüfte	Wohlbefinden
1				
2				
3				
4				
5				
6				
7				

WOCHE 5

Tag	Gewicht	Umfang Taille	Umfang Hüfte	Wohlbefinden
1				
2				
3				
4				
5				
6				
7				

WOCHE 6

Tag	Gewicht	Umfang Taille	Umfang Hüfte	Wohlbefinden
1				
2				
3				
4				
5				
6				
7				

WOCHE 7

Tag	Gewicht	Umfang Taille	Umfang Hüfte	Wohlbefinden
1				
2				
3				
4				
5				
6				
7				

Weitere Bücher von Vital Experts:

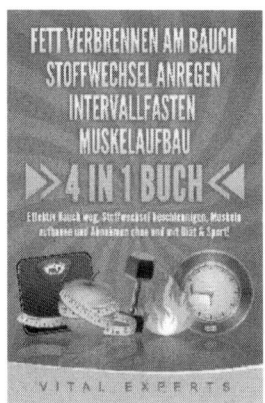

Taschenbuch:
https://www.amazon.de/dp/1079492232

Ebook:
https://www.amazon.de/dp/B07V398KTD

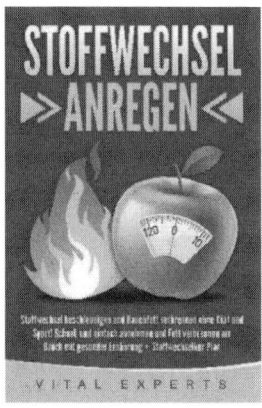

Taschenbuch:
https://www.amazon.de/dp/1070919519

Ebook:
https://www.amazon.de/dp/B07SHJTLZ7

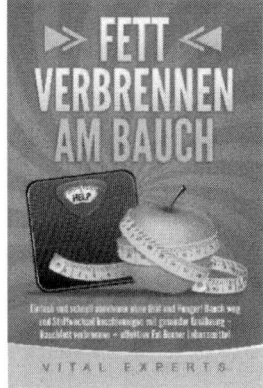

Taschenbuch:
https://www.amazon.de/dp/1798172232

Ebook:
https://www.amazon.de/dp/B07PJ1SML1

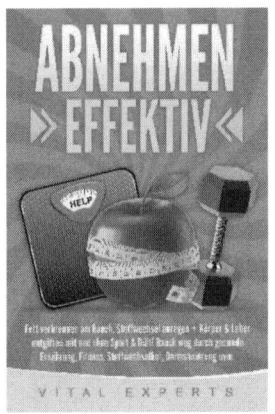

Taschenbuch:
https://www.amazon.de/dp/1076167454

Ebook:
https://www.amazon.de/dp/B07TK2RML7

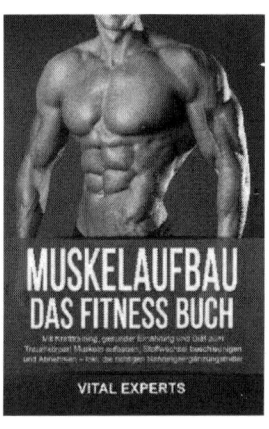

Taschenbuch:
https://www.amazon.de/dp/1798490544

Ebook:
https://www.amazon.de/dp/B07PG2RQLL

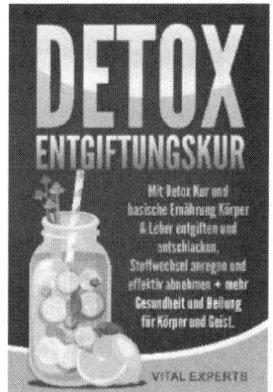

Taschenbuch:
https://www.amazon.de/dp/1081410787

Ebook:
https://www.amazon.de/dp/B07VFTH3XL

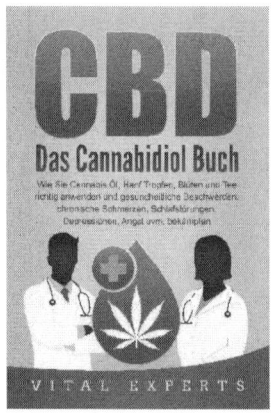

Taschenbuch:
https://www.amazon.de/dp/109349302X

Ebook:
https://www.amazon.de/dp/B07QYSG4BC

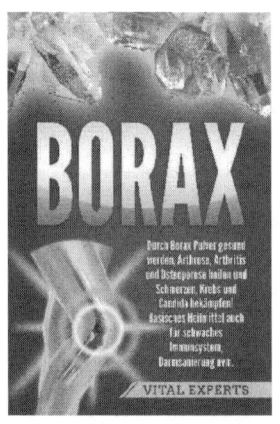

Taschenbuch:
https://www.amazon.de/dp/1091233551

Ebook:
https://www.amazon.de/dp/B07PZTWLYD

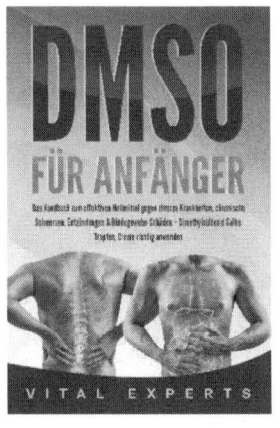

Taschenbuch:
https://www.amazon.de/dp/1081286334

Ebook:
https://www.amazon.de/dp/B07VDQ93WS

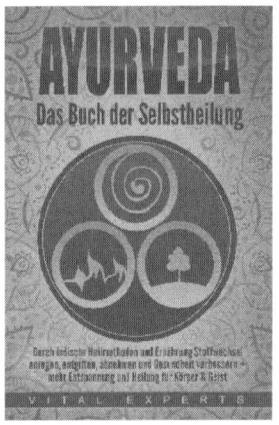

Taschenbuch:
https://www.amazon.de/dp/1076074340

Ebook:
https://www.amazon.de/dp/B07TJ2GN6P

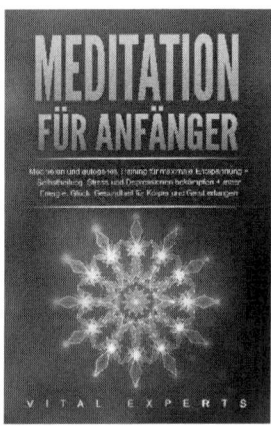

Taschenbuch:
https://www.amazon.de/dp/1096262045

Ebook:
https://www.amazon.de/dp/B07RY43GCT

Impressum

Vertreten durch: Vital Experts
Kontakt: Stefan Mähleke / Conrad-Bühre-Weg 3 /
30890 Barsinghausen

Coverfoto: AR

Haftungsausschluss:
Die Nutzung dieses Buches und die Umsetzung der enthaltenen Informationen, Anleitungen und Strategien erfolgt auf eigenes Risiko. Der Autor kann für etwaige Schäden jeglicher Art aus keinem Rechtsgrund eine Haftung übernehmen. Haftungsansprüche gegen den Autor für Schäden materieller oder ideeller Art, die durch die Nutzung oder Nichtnutzung der Informationen bzw. durch die Nutzung fehlerhafter und/oder unvollständiger Informationen verursacht wurden, sind grundsätzlich aus-geschlossen. Rechts- und Schadenersatzansprüche sind daher ausge-schlossen. Dieses Werk wurde sorgfältig erarbeitet und niedergeschrie-ben. Der Autor übernimmt jedoch keinerlei Gewähr für die Aktualität, Vollständigkeit und Qualität der Informationen. Druckfehler und Fal-schinformationen können nicht vollständig ausgeschlossen werden. Es kann keine juristische Verantwortung sowie Haftung in irgendeiner Form für fehlerhafte Angaben vom Autor übernommen werden.

Urheberrecht:

Das Werk einschließlich aller Inhalte wie Informationen, Strategien und Tipps, ist urheberrechtlich geschützt. Alle Rechte vorbehalten. Nachdruck oder Reproduktion (auch auszugsweise) in irgendeiner Form (Druck, Fotokopie oder anderes Verfahren) sowie die Einspeicherung, Verarbeitung, Vervielfältigung und Verbreitung mit Hilfe elektronischer Systeme jeglicher Art, gesamt oder auszugsweise, ist ohne ausdrückliche schriftliche Genehmigung des Autors untersagt. Die Inhalte dürfen keinesfalls veröffentlicht werden. Bei Missachtung werden rechtliche Schritte eingeleitet.

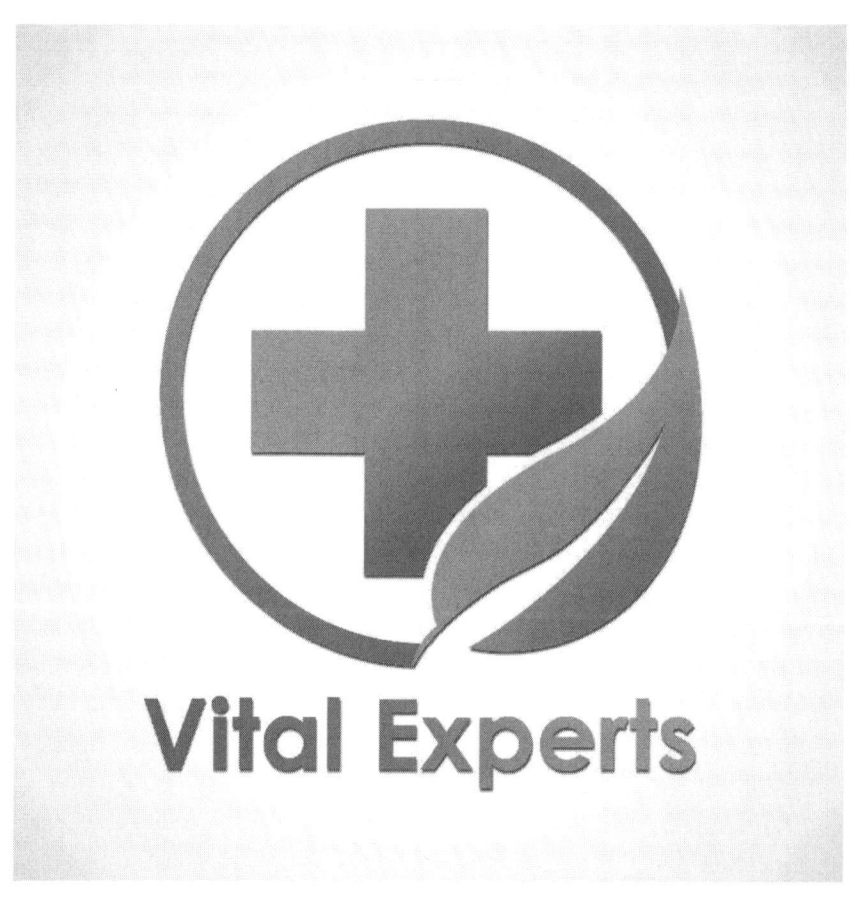

Printed in Poland
by Amazon Fulfillment
Poland Sp. z o.o., Wrocław

87075585R10058